SABINE WACKER | BRITA NÄSER

BASENFASTEN FÜR DIE GELENKE

HILFE BEI ARTHROSE, RHEUMA, GICHT UND CO.

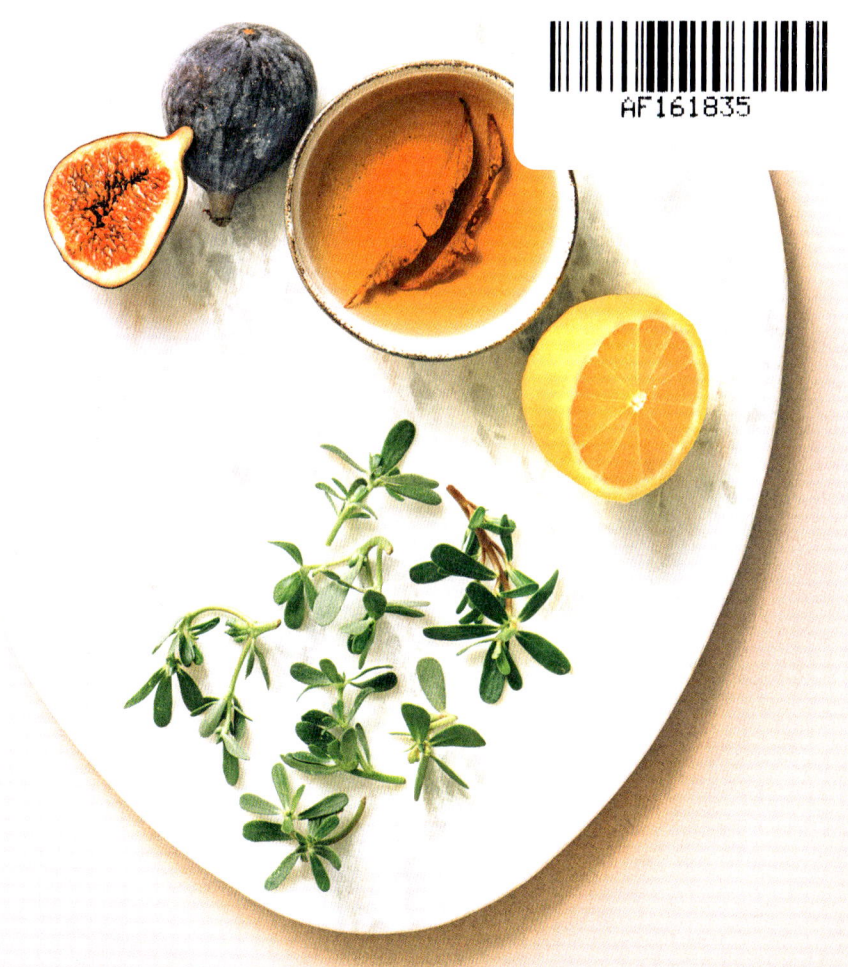

THEORIE

Ein Wort vorab   5

PROBLEMZONE GELENKE   7

Wenn Gelenke schmerzen   8
Kleine Gelenkkunde   9
Gelenkerkrankungen im Überblick   10
Rheumatoide Arthritis   11
Extra: Der »löchrige« Darm   14
Arthrose   17
Extra: Stichwort Medikamente   19
Stoffwechselkrankheit Gicht   20

Welche Rolle spielt die Ernährung?   22
Eiweiß – ein heikles Thema bei Arthrose   23
Gluten – bei Gelenkproblemen besser meiden   25
Gelenkschutz sekundäre Pflanzenstoffe   27
Extra: Die bunte Palette der sekundären Pflanzenstoffe   28
Die Wahl der richtigen Pflanzenöle   31
Basische Ernährung hilft den Gelenken   33

PRAXIS

GELENKRETTER BASENFASTEN   35

Basenfasten von A bis Z   36
Die Grundausstattung fürs Basenfasten   37
Extra: Ihre Nahrungsmittelauswahl für das Basenfasten   39
Die Basenfasten-Basics   46
Die 10 Wacker-Regeln   49
Extra: Ihr Basenfasten-Programm   53

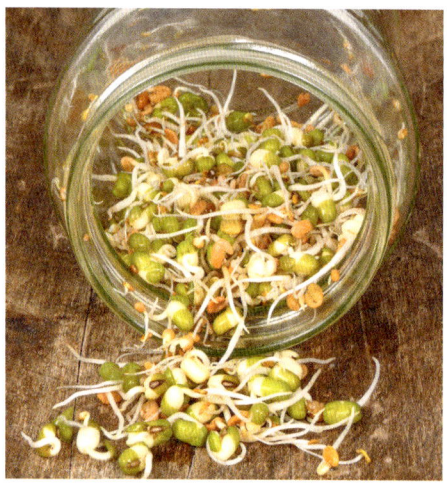

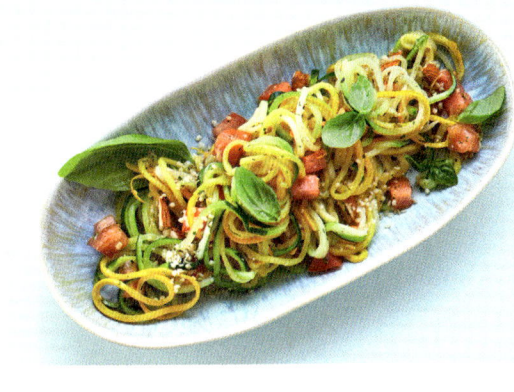

Unterstützung für die Gelenke	54
Vitamine	55
Mineralstoffe: Mengen- und Spurenelemente	57
Extra: Die 12 Schüßler-Salze im Überblick	61
Schüßler-Salze	62
Gewürze	65
Lebensquelle Wasser	68
Kräutertee	70
Extra: Wickel – traditionelle Hilfe für die Gelenke	72
Knorpelaufbauende Stoffe	74

Der basische Alltag	76
Regelmäßige Mahlzeiten sind ein Muss	77
Nicht alle Säurebildner sind schlecht	77
Vom Umgang mit Genussmitteln	78
Fleisch und Fisch	79
Ein Basentag pro Woche	79
Getreide, ein Mengenspiel	80
Rohkost – immer ratsam?	80
Basische Ernährung gegen Stress	81
Die basische Familie	81
Kulinarische Offenheit	81

GENUSSVOLL BASENFASTEN	**83**
Morgens: Müsli, Porridge, Smoothie	84
Mittags: Rohkost	90
Extra: Keimlinge von der Fensterbank	100
Mittags & abends: Suppen & Gemüsegerichte	102
Basisch Dippen & Knabbern	118

SERVICE

Bücher, die weiterhelfen	122
Adressen, die weiterhelfen	123
Sachregister	124
Rezeptregister	126
Impressum, Leserservice, Garantie	127

Basenfasten bewegt – nicht nur die Gelenke. Eine basische Lebensweise kommt Ihrem Stoffwechsel zugute. Sie erhöht aber auch Ihre Achtsamkeit im Umgang mit sich selbst, der Qualität der Lebensmittel und der Welt, in der wir leben.

Sabine Wacker

Sabine Wacker ist Heilpraktikerin mit Medizinstudium und hat 1997 die Erfolgsmethode Basenfasten entwickelt. Inzwischen hat sie über 35 Bücher dazu verfasst, zahlreiche Kolleg:innen und Ernährungsberater:innen ausgebildet und 24 Jahre lang eigene Praxis in Mannheim geführt. 2014 entwickelte sie mit ihrem Sohn Matteo ein Hotelkonzept und etablierte Basenfasten in zahlreichen Hotels. Seit 2017 betreibt Familie Wacker auch einen Onlineshop und entwickelt ständig neue Produkte für den basischen und veganen Alltag, natürlich in Bioqualität.

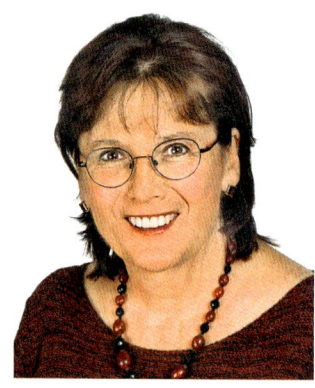

Brita Näser

ist Heilpraktikerin, Ernährungsberaterin mit Zusatzqualifikation »Ernährungsmedizin« (BTB) und arbeitet seit 1998 in eigener Praxis in Langen. Ihre Behandlungsschwerpunkte sind Darmerkrankungen, Allergien, Schmerztherapien und basenreiche Ernährung. Seit 2008 ist sie als Basenfasten-Beraterin nach der »wackermethode®«, seit 2014 auch als Basenfasten-Coach und Ausbilderin sowie Referentin für verschiedene naturheilkundliche Themen tätig.

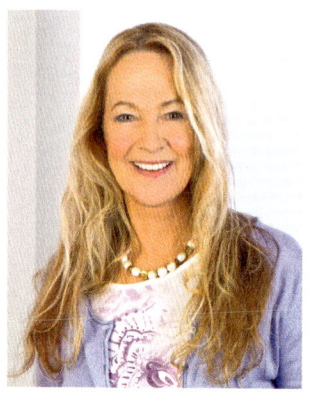

EIN WORT VORAB

Wenn Sie dieses Buch in Händen halten, werden Sie wahrscheinlich seit Kurzem oder bereits seit Längerem Probleme mit den Gelenken haben. Sie leiden unter Schmerzen, Entzündungen, Bewegungseinschränkungen an Händen, Füßen, Knien, Hüften oder Schultern – und alle bisherigen Behandlungen haben nicht den gewünschten Erfolg gebracht.
Sowohl die Schulmedizin als auch die Naturheilkunde bieten bei Gelenkerkrankungen zahlreiche Therapieansätze. Gerade die Naturheilkunde berücksichtigt immer auch den Faktor Ernährung. In diesem Buch haben wir die wichtigsten Tipps aus unserem Erfahrungsschatz zu diesem Thema zusammengestellt. Wir möchten Sie damit ermuntern, selbst etwas für Ihre Gesundheit zu tun.
Wir haben über 20 Jahre Erfahrung in den Bereichen Basenfasten und Naturheilkunde. In dieser Zeit konnten wir immer wieder die positive Wirkung des Basenfastens auf die Gelenke beobachten – sowohl bei unseren Patientinnen und Patienten als auch bei unseren Basenfasten-Gruppen und in den zertifizierten Basenfasten-Hotels. Mit dem vorliegenden Buch wollen wir dieses Wissen einer breiteren Öffentlichkeit zugänglich machen.
Bei Gelenkbeschwerden lautet unsere Empfehlung: Planen Sie regelmäßige Basenfasten-Wochen ein, gestalten Sie Ihre Ernährung und Ihren Alltag basischer und suchen Sie sich einen Arzt oder einen Heilpraktiker, der Sie nicht auf Ihre Symptome reduziert, sondern den ganzen Menschen sieht. Vor allem aber: Geben Sie niemals auf!

Viel Erfolg beim Basenfasten und bleiben Sie »wacker«!

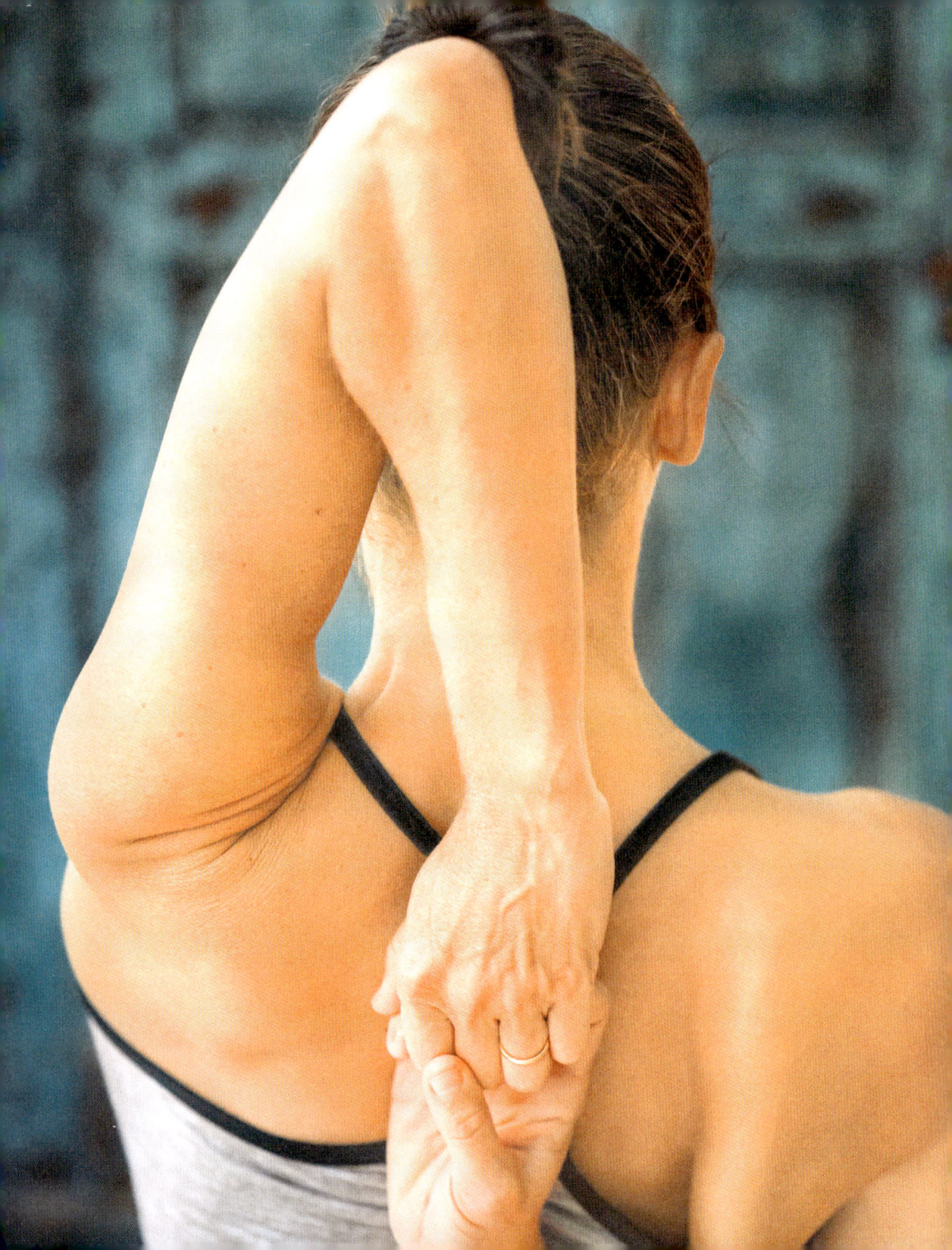

PROBLEMZONE GELENKE

Viele Menschen leiden unter Gelenkbeschwerden. Hier erfahren Sie, was ein gesundes Gelenk ausmacht, wodurch sich Gelenkerkrankungen wie rheumatoide Arthritis, Arthrose oder Gicht unterscheiden und inwiefern die Ernährung die Gesundheit der Gelenke beeinflussen kann.

WENN GELENKE SCHMERZEN
8

WELCHE ROLLE SPIELT DIE ERNÄHRUNG?
22

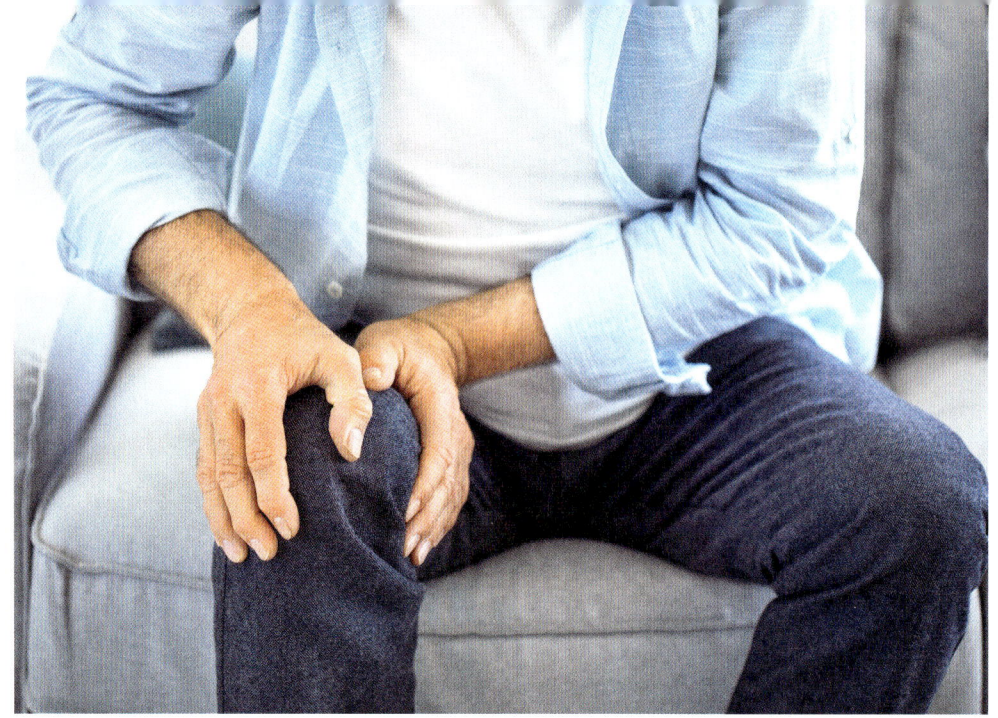

WENN GELENKE SCHMERZEN

Die Gelenke sind ein wichtiger Bestandteil des menschlichen Körpers. Wenn es sie nicht gäbe, könnten wir uns nicht – oder aber lange nicht so gut – bewegen. Die große Bedeutung unserer Gelenke verstehen wir meist erst, wenn Probleme auftauchen; wenn sich Schmerzen einstellen oder die Bewegungsfähigkeit eingeschränkt ist und wir vom Arzt eine Diagnose wie rheumatoide Arthritis, Arthrose oder Gicht bekommen. In diesem Kapitel werden wir Ihnen einen kurzen Überblick über Aufbau und Struktur des ausgeklügelten Gelenksystems und seine Erkrankungen geben. Wir werden auf mögliche Krankheitsursachen eingehen und unser Augenmerk dabei vor allem auf die ernährungsbedingten Faktoren richten. Denn genau hier können wir später auch ansetzen – mit Basenfasten!

KLEINE GELENKKUNDE

Allen Gelenken gemeinsam sind in gelenkiger Verbindung stehende Knochen sowie Bindegewebselemente wie Gelenkkapsel, Knorpel, Sehnen und Bänder. Schleimbeutel fangen Erschütterungen ab und schützen Muskeln und Bänder.

Die am Gelenk beteiligten Knochen sind von einer schützenden Knorpelschicht überzogen, die wie ein Stoßdämpfer verhindert, dass die Knochenenden unmittelbar aneinanderreiben. Dazwischen befindet sich die Gelenkflüssigkeit (Synovia, auch Gelenkschmiere genannt), die den Knorpel mit Nährstoffen versorgt. Sie wird von der inneren Schicht der umgebenden Gelenkkapsel gebildet, die im Gegensatz zum Knorpel Blutgefäße und auch Nervenfasern enthält.

Gelenkknorpel

Der Knorpel zählt strukturell zum sogenannten Stützgewebe. Seine Bausteine sind die Knorpelzellen, die Kollagenfasern und große wasserbindende Moleküle namens Proteoglykane bilden. Der Wassergehalt des Knorpels liegt bei 65 bis 80 Prozent. Kollagenfasern und Proteoglykane verleihen dem Knorpel seine Elastizität.

Wenn sich der Gelenkspalt verringert hat oder schlimmstenfalls gar nicht mehr vorhanden ist, wird auch keine Gelenkflüssigkeit mehr gebildet. Der Knorpel wird rissig und spröde. An den Knorpelenden können sich zackige Knochenauswucherungen bilden, die Schmerzen verursachen und die Gleitfähigkeit der Knorpelflächen beeinträchtigen.

Gelenkumgebung

Die äußere Schicht der Gelenkkapsel besteht aus Bindegewebe, das in die Knochenhaut übergeht. Dieses Bindegewebe können Sie sich wie ein Sieb oder einen Filter vorstellen. Forscher wie der österreichische Arzt Dr. Alfred Pischinger (1899 – 1983), der das Bindegewebe als eigenes Organ betrachtete, haben dafür Begriffe wie »Matrix« oder auch »Grundregulation« geprägt. Diesen Filter müssen alle Stoffe passieren, die über die Blutgefäße abgegeben werden, um unsere Zellen und Organe zu versorgen. Es ist eine Art Transitstrecke.

In der Matrix finden sich winzige Blutgefäße, Lymphbahnen, Nervenfasern und Bindegewebszellen sowie kollagene Fasern. Gerade die kollagenen Fasern lieben Eiweiß, Säuren und Zucker. Sie binden diese Stoffe und lagern sie bis zu ihrem Weitertransport vorübergehend ein. Wenn unsere Ernährung hauptsächlich aus säurebildenden Lebensmitteln besteht, kommt es zu einer Überlastung des Bindegewebes. Die Stoffwechselabfallprodukte bleiben im Speicher. Ist das Bindegewebe speziell durch eine eiweißreiche Ernährung stark mit Säuren belastet (**siehe Seite 23**), können dadurch Entzündungen und Schmerzen entstehen.

Eine Basenfasten-Kur unterstützt den Abbau dieser Stoffe und die Leerung der Speicher.

GELENKERKRANKUNGEN IM ÜBERBLICK

Gelenkerkrankungen gehören zu den häufigsten Problemen des Bewegungsapparats. Sie werden auch als »Krankheiten des rheumatischen Formenkreises« (kurz Rheuma) bezeichnet. Die Weltgesundheitsorganisation (WHO) definiert Rheuma als Erkrankungen, die an den Bewegungsorganen auftreten, fast immer Schmerzen verursachen und häufig mit Bewegungseinschränkungen verbunden sind. Sie gehen mit einem gewaltigen Verlust an Lebensqualität einher.

Unter dem Überbegriff »Rheuma« werden üblicherweise entzündliche, degenerative und stoffwechselbedingte Gelenkerkrankungen sowie Weichteilrheumatismus (Fibromyalgie) zusammengefasst.

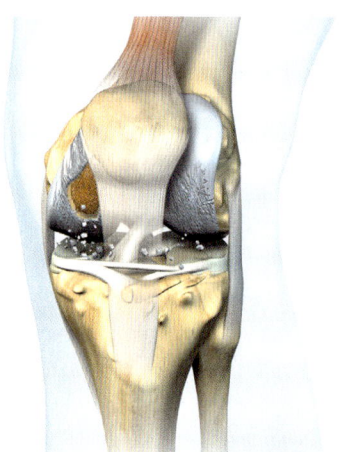

Gelenkverschleiß, wie die Arthrose auch genannt wird, muss keine Begleiterscheinung des Alters sein.

Auf rheumatoide Arthritis, Arthrose und Gicht werden wir auf den folgenden Seiten genauer eingehen. Daneben gibt es weitere wichtige Erkrankungen im entzündlichen Bereich:

- Die reaktive Arthritis ist oft mit einer anderen Erkrankung verbunden und tritt zum Beispiel nach einem Zeckenbiss oder einer Infektion mit Bakterien oder Viren auf. Sie kann mit erfolgreicher Behandlung der Grunderkrankung wieder ausheilen.
- Morbus Bechterew beginnt mit Entzündungen der Gelenke, der Wirbelsäule, des Kreuzbeingelenks, teils auch des Knies, und schreitet bis zur Versteifung der Wirbelsäule fort. Es handelt sich dabei um eine Autoimmunerkrankung.

Bei allen Entzündungen, die sich akut im Gewebe zeigen, ist es wichtig, dass eine vollständige Ausheilung erfolgt. Wird eine akute Gelenkentzündung nicht rechtzeitig behandelt, kann sie in eine degenerative Erkrankung übergehen. In der Regel sollte man einem Gelenk ungefähr drei Monate Zeit zum Ausheilen geben. Aber auch danach sollte man es nur langsam und schonend wieder belasten, um ein Fortschreiten der Erkrankung zu verhindern.

Die Symptome einer rheumatischen Erkrankung wechseln teilweise zwischen Ort, Art und Intensität der Schmerzen sowie zwischen entzündlichem und degenerativem Geschehen. So kann eine Arthrose im fortgeschrittenen Stadium oder nach Überlastung des Gelenks eine entzündliche Arthritis hervorrufen.

Die Fibromyalgie ist eine nichtentzündliche Erkrankung der Weichteile. Symptomatisch sind Schmerzen an Muskeln und Sehnen. Die Fibromyalgie kann auch im Kreuzbeingelenk Beschwerden verursachen, die denen von Morbus Bechterew ähneln.

Die rheumatischen Erkrankungen in Zahlen: In Deutschland sind ungefähr 20 Millionen Menschen davon betroffen, rund 5 Millionen von ihnen leiden an Arthrose.

RHEUMATOIDE ARTHRITIS

Die rheumatoide Arthritis gehört zu den häufigsten chronischen Gelenkentzündungen. Sie wird wie Morbus Bechterew den Autoimmunerkrankungen zugerechnet. Das bedeutet, dass das Immunsystem körpereigene Strukturen bekämpft. Immunzellen bilden Antikörper gegen körpereigenes Gewebe, das irrtümlich als fremd eingestuft wird. Bei der rheumatoiden Arthritis werden Antikörper gegen die Gelenkinnenhaut gebildet.

Die Erkrankung beginnt häufig mit Entzündungen der kleinen Gelenke wie Finger- und Handgelenke und kann dann weiter fortschreiten. Die Greiffähigkeit ist eingeschränkt und die Glieder sind morgens steif, was sich oft erst nach einer Stunde langsam bessert. Die rheumatoide Arthritis verläuft in Schüben, wobei sich leichte bis schwere Entzündungen abwechseln. Langfristig kann es zu einer Verformung und Versteifung der betroffenen Gelenke kommen.

Ursache 1: Fehlsteuerung des Immunsystems durch Infekte

Eine entzündlich-rheumatische Erkrankung kann mit einem akuten Infekt beginnen. Ein Beispiel wäre die eitrige Mandelentzündung, für die Bakterien (Streptokokken) verantwortlich sind. Auch der Beginn nach einer Virusgrippe ist zu beobachten. Ferner kann eine akute Darminfektion vorausgehen, die etwa nach dem Genuss eines beispielsweise mit Salmonellen verseuchten Essens auftritt. Bei allen diesen Infekten ist auf eine gründliche Ausheilung zu achten. Trotzdem besteht die Gefahr, dass es zu einer Fehlsteuerung des Immunsystems kommt und eine Autoimmunerkrankung entsteht.

Chronische Infekte können auch »stumm« sein und werden oft nicht erkannt, weil sie lange Zeit keine Beschwerden machen. Häufig handelt es sich um sogenannte »Streuherde«, die ständig Erreger in die Blut- und Lymphbahnen abgeben.

INFEKTIONSHERD ZÄHNE

Die Zähne werden als Ursache für die Entstehung von Rheuma gern vergessen. Abgestorbene Zähne oder Entzündungsprozesse im Kieferknochen belasten den Körper mit Bakterien und Abfallstoffen. Ein solcher Herd kann ihn an anderer Stelle schwächen und langfristig das Immunsystem in Mitleidenschaft ziehen. Die Kontrolle und Sanierung der Zähne sollte deshalb immer Teil einer Rheumabehandlung sein.

INFEKTIONSHERD MANDELN

Viele Rheumapatienten haben eine chronische Mandelentzündung. Es passiert immer wieder, dass eine akute Mandelentzündung nicht richtig ausgeheilt wird und sich ein chronischer Entzündungsherd, ein Störfeld entwickelt. In den meisten Fällen stecken Streptokokken dahinter. Sie werden unaufhörlich in die Blut- und Lymphbahn gestreut und können dann die Gelenke, aber auch Herz oder Nieren angreifen.

Neben Zähnen und Mandeln können eine chronisch entzündete Gallenblase, eine chronische Entzündung der Nasennebenhöhlen, Entzündungen der Prostata oder der Eierstöcke als Entzündungsherde infrage kommen.

Ursache 2: Entzündungsprozesse im Körper

Die Ergebnisse neuer Forschungen der Mayo Clinic unter der Leitung der Immunologin Dr. Veena Taneja zeigen, dass eine rheumatoide Arthritis durch bakterielle Fehlbesiedelung des Darms zwar ausgelöst, durch richtige Ernährung aber auch verhindert werden kann. Bei Untersuchungen konnten in der Darmflora (Mikrobiom) von Rheumapatienten größere Mengen von bestimmten Keimen nachgewiesen werden, die bei Gesunden nicht zu finden waren. Diese Keime sind nachweislich für einen Anstieg von Entzündungsfaktoren im Darm verantwortlich.

Vielleicht denken Sie jetzt, dass sich eine Entzündung im Darm durch Schmerzen bemerkbar machen müsste. Nicht unbedingt! Sie kann sich auch in Form von Symptomen wie Durchfällen, Blähungen, Verstopfung und Stuhlunregelmäßigkeiten zeigen.

VIELE BALLASTSTOFFE, WENIG TIERISCHES EIWEISS

Es ist grundsätzlich ratsam, viele Ballaststoffe zu verzehren. Bei Fermentationsprozessen im Dickdarm entstehen daraus Buttersäure sowie andere kurzkettige Fettsäuren, die Entzündungen entgegenwirken können. Wissenschaftler der Friedrich-Alexander-Universität Erlangen-Nürnberg haben im Rahmen einer aktuellen Studie festgestellt, dass eine ballaststoffreiche Ernährung Entzündungen hemmt und den Darmbakterien hilft, positiv auf den Knochenstoffwechsel und damit den Aufbau von Knochenzellen einzuwirken.

Wenn man große Mengen von tierischem Eiweiß verzehrt, entstehen beim Proteinabbau im Darm starke Gifte wie Ammoniak. Ein solches Milieu lässt eine ausgeprägte Fäulnisflora entstehen, die für die Vermehrung unerwünschter Keime verantwortlich ist.

Übergewichtige sind besonders anfällig für Stoffwechselentgleisungen. Forscher haben in Studien herausgefunden, dass Bauchfett hochaktives Hormongewebe ist und Immunzellen anlockt, die entzündungsfördernde Botenstoffe ausschütten. Wenn langfristig eine unterschwellige Entzündung besteht, kann sich sogar eine Insulinresistenz oder Typ-2-Diabetes entwickeln.

Ursache 3: Entzündungsfördernder Ernährungs- und Lebensstil

Stellen Sie sich ein paar ganz normale Alltagssituationen vor: Sie gehen zum Sport, grillen abends mit Freunden, rauchen vielleicht die eine oder andere Zigarette, leben in einer Stadt und atmen die Luft viel befahrener Straßen oder atmen an einer Tankstelle Abgase ein. Oder Sie liegen einfach gerne länger in der Sonne und besuchen vielleicht sogar ein Sonnenstudio, um »richtig schön braun« zu werden.

FREIE RADIKALE

In all den genannten Situationen entstehen im menschlichen Stoffwechsel im Rahmen der Zellatmung bestimmte chemische Verbindungen, die sogenannten Sauerstoffradikale oder freien Radikale. Freie Radikale sind aggressive, sehr reaktionsfreudige Moleküle mit einem oder zwei ungepaarten Elektronen. Diese Moleküle sind »Elektronenräuber«. Sie werden versuchen, einem anderen Atom oder Molekül ein Elektron zu entreißen und an sich zu binden. Da das Elektron dort natürlich fehlt, kommt es auf diese Weise zu einer Kettenreaktion und der unkontrollierten Bildung weiterer freier Radikale. Dies führt dazu, dass Zellstrukturen geschädigt werden.
Um freie Radikale »einzufangen« oder den dadurch verursachten oxidativen Stress abzubauen, benötigt der Körper sogenannte Antioxidantien. Antioxidantien sind Schutzstoffe gegen die Zerstörung von Zellen.

VIELE MIKRONÄHRSTOFFE, VIELE SEKUNDÄRE PFLANZENSTOFFE

Der Körper verfügt über eigene angeborene Regulationsmechanismen, um oxidativen Stress abzubauen. Sie funktionieren auf der Grundlage enzymatischer Prozesse. Doch dafür werden die Spurenelemente Eisen, Kupfer, Mangan, Selen und Zink (**siehe Seite 59 f.**) sowie einige Aminosäuren und Ubichinon benötigt – besser bekannt als Coenzym Q_{10}. Der wichtigste und gesündeste Weg, um dem Körper schützende Antioxidantien zuzuführen, ist über die Nahrung. Eine gesunde, abwechslungsreiche Ernährung kann dazu beitragen, Zellschäden vorzubeugen. Wählen Sie Nahrungsmittel mit einem hohen Gehalt an Vitamin C und Vitamin E (**siehe Seite 55 f.**) sowie an sekundären Pflanzenstoffen (**siehe Seite 27 ff.**).

WERDEN SIE ZUM NICHT-RAUCHER!

Wer Gelenkprobleme hat und raucht, sollte dringend damit aufhören. Es gibt einen nachgewiesenen Zusammenhang zwischen Rauchen und rheumatoider Arthritis. Das Rauchen gilt sogar als Hauptrisikofaktor für die entzündliche Gelenkerkrankung. Schwermetalle in den Zigaretten erhöhen den oxidativen Stress zusätzlich.

DER »LÖCHRIGE« DARM

Die Darmschleimhaut soll einerseits die Aufnahme der Nährstoffe, andererseits die Abwehr von Krankheitserregern und Schadstoffen gewährleisten. Schäden der Darmbarriere können da weitreichende Folgen haben – auch für die Gelenke.

Vor einigen Jahren war das sogenannte Leaky-Gut-Syndrom noch völlig unbekannt und wurde in der Medizin kaum berücksichtigt. Der Begriff stammt aus dem Englischen und lässt sich als »Syndrom des durchlässigen Darms« oder etwas salopper als »löchriger Darm« übersetzen. In den letzten Jahren hat in diesem Bereich ein Umdenken stattgefunden und nun wird fleißig zu den Themen »Darmgesundheit« und »Mikrobiom« geforscht. Inzwischen hat man erkannt, dass der löchrige Darm und die Zusammensetzung der Darmflora die Ursache für viele Erkrankungen sind.

DIE DARMBARRIERE

Bei einer gesunden Darmschleimhaut ist die Barriere zwischen Darm und Blutkreislauf intakt. Sie sorgt dafür, dass nur bestimmte Substanzen wie Nährstoffe, Vitamine und Mineralstoffe aus dem Darm in den Körper wandern können. Ist sie beschädigt, können auch Eiweiße, Krankheitserreger und Giftstoffe durchschlüpfen.
Verantwortlich für eine funktionale Darmbarriere sind die sogenannten »Tight Junctions«, also enge Verbindungen. Man kann sie sich wie Bänder vorstellen, welche die Zellen wie ein Netz umspannen. Sind sie beschädigt, können schädliche Stoffe ungehindert ins Blut und damit in den ganzen Körper gelangen. Die Folge ist eine Entzündung der Darmschleimhaut und bei entzündeter Darmschleimhaut ist die korrekte Aufspaltung der verzehrten Nahrungsmittel nicht mehr gewährleistet. Nährstoffe, Vitamine, Mineralien und Spurenelemente werden zudem nur noch unzureichend aufgenommen. Man verhungert gewissermaßen vor vollen Töpfen, denn nur eine ausreichende Nährstoffaufnahme garantiert eine gesunde Versorgung der Zellen – und damit auch der Knochen und Knorpel.

DER ALLERGIEZUSAMMENHANG

Darüber hinaus bereitet eine durchlässige Darmschleimhaut den Boden für Allergien, da unser Immunsystem die eindringenden schädlichen Substanzen als körperfremd erkennt und Antikörper dagegen bildet. Ein Leaky-Gut-Syndrom wird oft durch Überempfindlichkeit auf Milcheiweiß verursacht.

In der Folge können Milcheiweißmoleküle die geschädigte Darmschleimhaut passieren und werden dann im Blut zu den Gelenken transportiert, wo sie starke Entzündungen auslösen können. Bei einer nachgewiesenen Unverträglichkeit sollte dringend auf Milcheiweiß verzichtet werden.

Neuesten Forschungen zufolge kann das in vielen Getreidesorten enthaltene Klebereiweiß (Gluten) ebenfalls Entzündungen im Darm verursachen. Menschen mit einer sogenannten Glutensensitivität leiden nicht nur unter Darmbeschwerden, sondern oft auch unter Kopfschmerzen, Migräne oder gar einer Unterfunktion der Schilddrüse (**siehe Seite 26**).

EIN PROBLEM, VIELE URSACHEN

Viele Faktoren können zu einer Durchlässigkeit des Darms beitragen:

- Einnahme von Antibiotika und anderen Medikamenten
- Allergien und Lebensmittelunverträglichkeiten
- Gluten
- Fehlernährung: viel Zucker, viel Fett
- Stress
- Infektionen und Erkrankungen des Darms
- Schwermetalle
- Rauchen
- Strahlen- oder Chemotherapie

Gerade der unkontrollierte Einsatz von Antibiotika schädigt die Darmschleimhaut und verringert bei jeder Einnahme die Anzahl wichtiger Bakterien im Darm, die sich danach teilweise erst nach langen Zeiträumen von bis zu zwei Jahren – oder gar nicht mehr – vermehren. Immer vorausgesetzt, man hat in dieser Zeit keine weiteren Antibiotika eingenommen und war keinen weiteren Risikofaktoren ausgesetzt.

BEHANDLUNGSMÖGLICHKEITEN

Ein Ansatzpunkt bei der Behandlung des durchlässigen Darms ist die Ernährung. Man sollte alle unverträglichen Lebensmittel ausschließen und gleichzeitig möglichst viele sekundäre Pflanzenstoffe aufnehmen. Sie hemmen nachweislich Entzündungen der Darmschleimhaut und haben einen günstigen Einfluss auf die Zusammensetzung des Mikrobioms.

Darüber hinaus gibt es wirksame Möglichkeiten, eine entzündete Darmschleimhaut zu beruhigen. Bei einer Sanierung des Darms kommen unter anderem Pflanzen, Vitamine, Aminosäuren und Bakterien zum Einsatz. Eine solche Behandlung sollte immer therapeutisch begleitet werden.

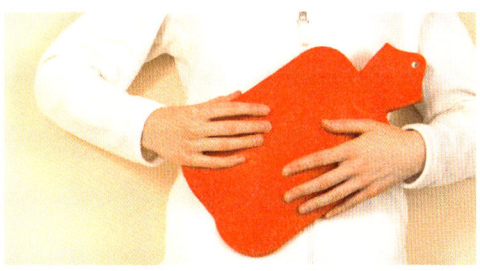

Wärme beruhigt den Bauch und tut ihm wohl.

GELENKKILLER ARACHIDONSÄURE

Die Arachidonsäure ist eine vierfach ungesättigte Fettsäure. Sie gehört zu den Omega-6-Fettsäuren und ist nur in Lebensmitteln tierischer Herkunft wie Fleisch, Fett und Innereien (zum Beispiel vom Schwein, Rind oder Geflügel) sowie in Eigelb enthalten. Sie kann auch aus pflanzlichen Lebensmitteln mit einem hohen Gehalt an Omega-6-Fettsäuren gebildet werden. Hier ist ganz besonders das Distelöl zu nennen.

Die Arachidonsäure dient als Ausgangsstoff für die Bildung von Substanzen im Körper, welche die Entstehung von Schmerzen, Entzündungen, Bluthochdruck und Thrombosen begünstigen.

Wichtige Gegenspieler der Arachidonsäure sind Antioxidantien wie Vitamin C und Vitamin E (**siehe Seite 55 f.**).

Deswegen sind die Arachidonsäure und andere Omega-6-Fettsäuren aber nicht grundsätzlich zu verteufeln. Allerdings hat sich unsere Ernährung im Laufe der Jahrhunderte dahingehend entwickelt, dass wir im Verhältnis zu wenige Omega-3-Fettsäuren und zu viele Omega-6-Fettsäuren aufnehmen. Wie beim Säure-Basen-Haushalt kommt es hier auf das richtige Verhältnis an (**siehe Seite 32**).

KLEBRIGE AGES (ADVANCED GLYCATION ENDPRODUCTS)

Ein weiterer Faktor, der unseren Gelenkstoffwechsel beeinträchtigt, sind die sogenannten Advanced Glycation Endproducts (kurz AGEs). Sie sind das Ergebnis einer Reaktion von Proteinen, Fetten und Nukleinsäuren mit Kohlenhydraten.

Das hört sich chemisch kompliziert an, und dennoch kommen wir tagtäglich mit diesen Zuckerverbindungen in Kontakt. Wir kennen sie als Farb- und Aromastoffe – etwa als die Kruste und den Duft von frisch gebackenem Brot, als geröstete Nüsse oder gegrilltes Fleisch. Sie entstehen unter anderem beim Erhitzen (Grillen, Braten und Frittieren) sowie bei der Pasteurisierung.

AGEs werden aber auch im Körper im Rahmen der normalen Stoffwechselfunktion, des Alterungsprozesses und infolge von oxidativem Stress gebildet. Größere AGEs, die außerhalb der Zellen zirkulieren, können nicht über die Niere ausgeschieden werden, weil sie zu groß sind, um die Wände der Nierenzellen zu passieren. Dies führt dazu, dass sie sich als »Schlacken« im Bindegewebe anlagern und auf diese Weise zur Schädigung der Gelenkknorpel beitragen. Darüber hinaus können sie an den Rezeptoren von Immunzellen andocken und dadurch Entzündungsprozesse einleiten.

> **BRANDBESCHLEUNIGER**
>
> Nahrungsmittel, die Entzündungen fördern, sind das Fleisch und die Innereien, das Fett und die Produkte von Schwein, Rind und Geflügel. Auch Eigelb schürt Entzündungen.

FEUERLÖSCHER

Entzündungshemmend wirken Obst und Gemüse im Allgemeinen sowie der Sommerportulak mit seinem hohen Gehalt an Omega-3-Fettsäuren im Besonderen. Pflanzenöle, Nüsse und Samen mit Omega-3-Fettsäuren wie Lein-, Hanf-, Walnuss- und Weizenkeimöl, Hanf- und Chia-Samen löschen das Entzündungsfeuer ebenso wie Meeresfisch (Hering, Lachs, Makrele, Thunfisch und Sardine).

ARTHROSE

Der Begriff Arthrose bezeichnet eine degenerative Gelenkerkrankung, bei der die Gelenke stärker verschleißen als üblich. Wie die Deutsche Arthrose-Hilfe e. V. vermutet, ist bei etwa der Hälfte aller Arthrosepatienten eine langjährige hohe Beanspruchung die Ursache der Erkrankung. Bei etwa 30 Prozent tritt sie als Spätfolge eines Unfalls am Arbeitsplatz, beim Sport, im Straßenverkehr oder im Haushalt auf. Bei den restlichen 20 Prozent der Betroffenen liegt eine Schwäche oder Fehlstellung der Gelenke zugrunde, die sich auch schon in jungen Jahren bemerkbar machen kann.

Das Alter ist ein Risikofaktor, doch das bedeutet nicht, dass es eine Selbstverständlichkeit wäre, später an Arthrose zu erkranken. Ab einem Alter von etwa siebzig Jahren sind degenerative Veränderungen an den Gelenken zwar durchaus normal. Trotzdem klagt nicht jeder ältere Mensch über Gelenkschmerzen. Viele Seniorinnen und Senioren sind nachweislich an Arthrose erkrankt und leiden weder unter Schmerzen noch unter Beeinträchtigungen. Bei ihnen wird oft nur durch Zufall die Diagnose gestellt.

Eine beginnende Arthrose macht sich üblicherweise durch die folgenden Symptome bemerkbar:

- Geräusche wie Knirschen oder Knacken im Gelenk
- eingeschränkte Beweglichkeit
- Anlauf- und Belastungsschmerz
- später auch Schmerzen im Ruhezustand

Leider nehmen die Betroffenen die ersten Anzeichen von Gelenkveränderungen oft zu spät wahr und ergreifen deshalb auch zu spät Maßnahmen, um ein Fortschreiten bis hin zur Arthrose zu verhindern.

Einer Studie der Barmer Ersatzkasse zufolge werden in Deutschland jedes Jahr beinahe 400 000 neue Hüft- oder Knieprothesen eingesetzt – Tendenz steigend. Warum nehmen diese Operationen immer mehr zu? Werden zu schnell Eingriffe empfohlen oder sind unsere ungünstigen Lebensgewohnheiten schuld daran? Wahrscheinlich trifft beides zu. Denn heute siegt sowohl bei der Ernährung als auch der Bewegung oft die Bequemlichkeit: Selbst kurze Wege werden mit dem Auto zurückgelegt, statt der Treppe wird der Fahrstuhl benutzt und viele Menschen haben eine sitzende Tätigkeit. All das hat unschöne Folgen für die Gesundheit der Gelenke.

Ursache 1: Mangelnde Nährstoffversorgung des Knorpels

In der Knorpelschicht des Gelenks befinden sich keine Nervenfasern und auch keine Blut- oder Lymphgefäße, um die Knorpelzellen mit Nährstoffen zu versorgen. Wie also wird der Knorpel ernährt?

Knorpelgewebe wird ausschließlich durch Bewegung versorgt. Ein anschauliches Beispiel dafür ist ein Schwamm in einem Eimer Wasser. Wenn der Schwamm zusammengedrückt wird, strömt Wasser heraus. Wenn er sich wieder ausdehnt, nimmt er erneut Wasser auf. Auf das Gelenk übertragen heißt das, bei Belastung wird der Knorpel zusammengedrückt. Dabei werden Abbauprodukte in den Gelenkspalt abgegeben. Bei Entlastung nimmt der Knorpel über die Gelenkflüssigkeit Mineralien und Nährstoffe auf. Er wird also ausschließlich durch die Bewegung und Druckverteilung in den Gelenken versorgt. Dieser Vorgang sollte im wahrsten Sinne des Wortes reibungslos ablaufen.

VORSICHT: MINERALVERLUSTE

Für den Aufbau und die Versorgung von Knorpel und Knochen werden die basischen Mineralstoffe Kalzium, Magnesium und Kalium dringend benötigt. Sie werden über die Nahrung und über Getränke zugeführt und im Dünndarm in den Körper aufgenommen. Mängel können aufgrund einer entzündeten Darmschleimhaut und des Leaky-Gut-Syndroms (**siehe Seite 14 f.**), aber auch durch Fehlernährung, Medikamenteneinnahme, Durchfall, zu viel Sport oder Stress entstehen.

Ursache 2: Bewegungsmangel

Wie wir gesehen haben, müssen wir uns bewegen, damit Nährstoffe zum Knorpel transportiert werden. Leider haben die meisten Menschen heute einen sitzenden Beruf und arbeiten am Computer, gehen nicht einmal mehr kurze Strecken zu Fuß und verbringen den Abend häufig reglos vor dem Fernseher. Deshalb bewegen wir uns heute um zwei Drittel weniger als noch vor hundert Jahren. Bewegungsmangel hat nicht nur negative Auswirkungen auf die Gelenke und die Wirbelsäule. Er erhöht auch das Risiko für Herz-Kreislauf-Erkrankungen, Diabetes und sogar Krebs. Das ständige Sitzen verringert Stoffwechselaktivität und Durchblutung und führt zu einem Abbau von Muskelmasse sowie von Knorpel- und Knochensubstanz. Eine bewegungsarme Lebensweise verlangsamt darüber hinaus den Stoffwechsel.

Entlastung bei Arthrose bringen isometrische Übungen, also Bewegung ohne Belastung. Geeignete Sportarten sind Radfahren oder Schwimmen. Sie können auch dreimal die Woche jeweils zwanzig Minuten Nordic Walking machen. Die Bewegung im Freien entsäuert das Gewebe, steigert die Vitamin-D-Produktion und verbessert die Stimmung. Nutzen Sie im Alltag jede Gelegenheit, sich zu bewegen, und nehmen Sie öfter mal die Treppe, statt mit dem Aufzug zu fahren.

STICHWORT MEDIKAMENTE

Wer Gelenkprobleme und deshalb häufig Schmerzen hat, greift gelegentlich zu Schmerzmitteln. Das ist verständlich, denn es lindert die Beschwerden. Unter Umständen werden die Gelenkprobleme dadurch am Ende aber noch schlimmer.

Niemand möchte seinen Alltag unter ständigen Schmerzen bewältigen müssen. Das ist kaum möglich und in akuten Fällen ist gegen die kurzfristige Einnahme von Schmerzmitteln nichts einzuwenden. Sie schädigen nicht zwangsläufig sofort den Organismus oder übersäuern den Stoffwechsel. Probleme entstehen erst durch Wechselwirkungen bei einer Dauereinnahme von Schmerzmitteln.

DIE SCHMERZMITTEL UND IHRE FOLGEN

Rheumatische Erkrankungen werden üblicherweise mit nichtsteroidalen Antirheumatika (NSAR) behandelt. Bekannte Vertreter dieser Gruppe sind die Wirkstoffe Ibuprofen, Diclofenac und Acetylsalicylsäure. Bei entzündlichen rheumatischen Erkrankungen kommt meist zusätzlich das Steroidhormon Kortison zum Einsatz.

Um die Magenwand zu schützen, wird zeitgleich ein Magensäureblocker (Protonenpumpenhemmer) wie Omeprazol oder Pantoprazol verordnet. Es ist zu bedenken, dass es bei der längeren Einnahme von Säureblockern zu einer eingeschränkten Aufnahme von Vitamin B_{12}, Kalzium und Magnesium im Körper kommen kann. Im Stoffwechsel hat die Magensäure die Aufgabe, das Eiweiß in der Nahrung zu zerlegen und Keime abzutöten. Dies ist nur möglich, wenn der pH-Wert im Magen sehr niedrig ist und etwa bei 1 bis 1,5 liegt und genügend Magensäure gebildet werden kann. Magensäureblocker erhöhen den pH-Wert im Magen auf 3 bis 4. Dadurch können nicht ausreichend aufgespaltene Eiweiße und nicht abgetötete Erreger in den Darm gelangen.

EIN TEUFELSKREIS

Auf diese Weise kann ein Teufelskreis entstehen: Die Patienten nehmen Schmerzmittel gegen Gelenkbeschwerden, aber Kortison und Rheumamittel greifen den Knorpel an. Möglicherweise versuchen sie einerseits, das Bindegewebe zu entsäuern, verursachen durch die Einnahme von Schmerzmitteln aber andererseits eine saure Stoffwechsellage und reizen die Schmerzrezeptoren im Bindegewebe. Pflanzliche Schmerzmittel können eine Alternative sein. Sie haben oft keine Nebenwirkungen und werden gut vertragen.

Ursache 3: Übergewicht

Orthopäden und Sportwissenschaftler sind sich einig: Jedes Kilo zu viel belastet die Gelenke. Untersuchungen haben ergeben, dass Personen mit Adipositas Grad I (BMI 30–34,9) gegenüber Normalgewichtigen das vier- bis fünffache Risiko haben, an Arthrose zu erkranken. Das macht die Arthrose zu einer der anerkannten Folgen von Übergewicht.

Die meisten Patienten leiden an einer Arthrose der Hüft- und Kniegelenke. Da diese Gelenke auch am stärksten unter einem zu hohen Körpergewicht zu leiden haben, ist es ratsam, überschüssige Kilos abzubauen, um sie zu entlasten. Übergewicht schränkt meist die Freude an der Bewegung ein, sodass Sport vermieden wird. Die Betroffenen wollen die Gelenke schonen, um Schmerzen zu vermeiden – doch das ist genau das Falsche.

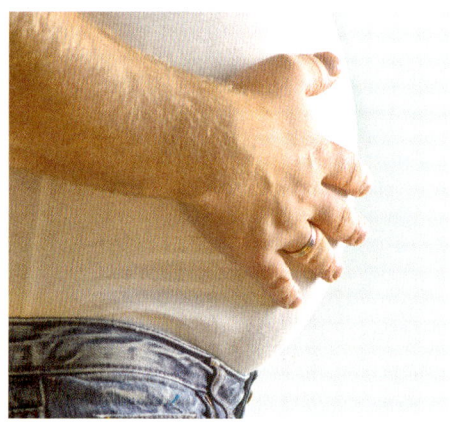

Bringen Sie zu viel Gewicht auf die Waage? Dann sorgen Sie mit Basenfasten für Erleichterung!

STOFFWECHSELKRANKHEIT GICHT

In den Industrieländern ist die Gicht eine der häufigsten Stoffwechselkrankheiten. Von einem akuten Gichtanfall spricht man immer dann, wenn der Harnsäurewert im Blut über 6,7 steigt und sich Harnsäurekristalle in einem Gelenk ablagern. Diese Kristalle sind messerscharf und verursachen eine massive Reizung der betroffenen Gelenke, was wiederum eine Entzündungsreaktion auslösen kann. Gicht beginnt meist am Großzehengrundgelenk, bei Frauen können auch die Fingergelenke den Anfang machen.

Ein erhöhter Harnsäurespiegel im Blut wird auch als »Hyperurikämie« bezeichnet. Harnsäure entsteht im Zellstoffwechsel und ist das natürliche Endprodukt des Abbaus von Purinen – organischen Stickstoffverbindungen, die über die Nahrung aufgenommen werden. Die Harnsäure wird in der Leber und im Dünndarm gebildet und zu etwa 80 Prozent über die Nieren, zu etwa 20 Prozent über den Darm ausgeschieden.

Selten liegt einem erhöhten Harnsäurespiegel auch eine angeborene Stoffwechselerkrankung zugrunde, das Lesch-Nyhan-Syndrom. Bei dieser Stoffwechselkrankheit fehlt ein Enzym im Körper, sodass es zu Störungen im Purinstoffwechsel kommt.

Ein leicht erhöhter Harnsäurespiegel muss sich nicht immer zu einer Gichterkrankung auswachsen. Der körpereigene Stoffwechsel produziert täglich 300 bis 400 Milligramm

Harnsäure, die problemlos ausgeschieden werden können. Im Zusammenhang mit einem erhöhten Harnsäurespiegel im Blut werden häufig auch Nierenfunktionsstörungen, Diabetes und andere Stoffwechselerkrankungen beobachtet.

Übeltäter Purine

Der erste Gichtanfall stellt sich meist nach einem purinreichen Essen mit viel Fleisch und reichlich Alkohol ein. Besonders ungünstige Folgen hat der Biergenuss, da Bier zu den purinreichen Lebensmitteln gehört. Leider hilft es in diesem Zusammenhang auch nicht, auf alkoholfreie Sorten auszuweichen. Alkohol verringert zudem die Ausscheidungsfähigkeit der Nieren.

Aber auch das Gegenteil kann der Fall sein: Während einer Hungerkur werden in der Leber vermehrt Purine gebildet. Dies lässt den Harnsäurespiegel im Blut in die Höhe schnellen. Gichtkranke sollten deshalb unbedingt auf Crashdiäten verzichten, da die anfallende Harnsäure nicht schnell genug abgebaut werden kann und der Fastende in eine übersäuernde Stoffwechsellage gerät. Bitte beachten Sie: Sogar die Einnahme von harnsäuresenkenden Arzneimitteln kann zu Beginn der Therapie zu einer Purinerhöhung führen.

Eine gelenkfreundliche Ernährung ist deshalb immer auch eine purinarme Ernährung. Wer die Gelenke entlasten möchte, sollte zunächst den Verzehr purinhaltiger Nahrungsmittel einschränken. Aber auch die Zubereitung der Mahlzeiten spielt eine Rolle: Achten Sie bei der Verwendung von Fleisch darauf, dass es gekocht und nicht gebraten wird. Beim Kochen gehen Purine ins Kochwasser über und können damit weggeschüttet werden. Diese Empfehlung gilt auch für das Garen von Hülsenfrüchten.

Bei Gicht ist Basenfasten der ideale Einstieg in die Ernährungsumstellung, da in dieser Zeit purinhaltige Lebensmittel gemieden werden. Um mögliche Unannehmlichkeiten durch das Fasten zu vermeiden, sollte man unbedingt darauf achten, ausreichend zu trinken. Insgesamt 2,5 bis 3 Liter Wasser und Kräutertee **(siehe Seite 68 ff.)** helfen Leber und Nieren, die Harnsäure langsam auszuscheiden.

DIE PURINHALTIGEN LEBENSMITTEL

- fettes Schweinefleisch
- fette Wurst
- Innereien
- Hülsenfrüchte
- Erdnüsse
- Kaffee
- Bier, auch alkoholfreie Sorten
- alkoholische Getränke

Vorsicht mit Fruktose: Obwohl die Fruktose selbst keine Purine enthält, steigert sie die körpereigene Purinproduktion und führt kurz nach dem Verzehr zu einer Erhöhung des Harnsäurespiegels.

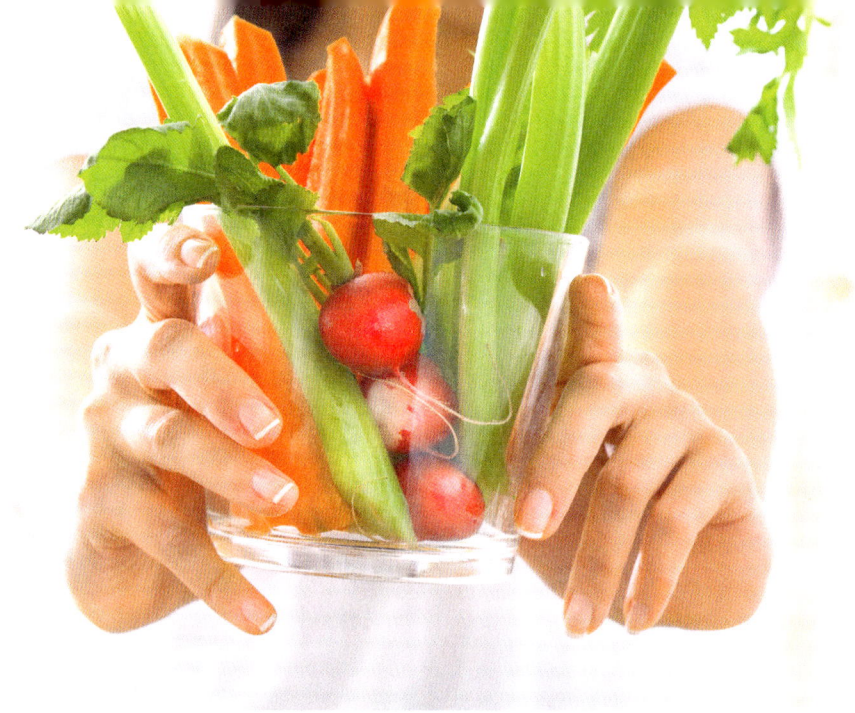

WELCHE ROLLE SPIELT DIE ERNÄHRUNG?

Die richtige Ernährung ist für Knochen und Gelenke von enormer Bedeutung, das beweisen immer mehr wissenschaftliche Studien. Bei einer Untersuchung der australischen University of Southern Queensland zeigten sich nach 16 Wochen ungünstiger Ernährung erkennbare Gelenkschäden. Hier waren die gesättigten Fettsäuren für die Schäden entscheidend. Eine weitere Studie ergab, dass nicht nur Übergewichtige aufgrund ihres Gewichts an Arthrose erkranken, sondern eine falsche Ernährung mit viel Zucker und gesättigten Fettsäuren unabhängig vom Körpergewicht Probleme macht.

Umgekehrt kann sich eine basenreiche Ernährung mit Antioxidantien aus Obst und Gemüse sowie gesunden pflanzlichen Ölen positiv auf die Gelenkgesundheit auswirken.

EIWEISS – EIN HEIKLES THEMA BEI ARTHROSE

Wenn man viel Eiweiß zu sich nimmt, kann dies in mehrfacher Hinsicht zu einer Belastung für die Gelenke werden. Eiweiße werden im Körper sauer verstoffwechselt. Dies kann sich ungünstig auf die Gelenkumgebung auswirken: Glaubt man Forschern wie Alfred Pischinger (siehe Seite 9), kann es zu chronischen Erkrankungen wie Rheuma und Gicht kommen, wenn das Bindegewebe mit sauren Abfallprodukten überlastet ist.

Eiweißspeicherkrankheit

Über Eiweiß kann man häufig hören oder lesen, es könne anders als Kohlenhydrate und Fette nicht im Körper gespeichert werden. Es heißt, dass überschüssiges, über die Nahrung aufgenommenes Eiweiß verwertet und wieder ausgeschieden würde.
Der Arzt und Forscher Lothar Wendt (1907–1989) kam zu einem anderen Ergebnis. In seiner Doktorarbeit ging er der Frage nach, wieso Fettleibige ein deutlich höheres Risiko für Thrombosen und Embolien haben. Dabei fand er heraus, dass die Betroffenen nicht nur sehr viel Fett, sondern auch übermäßig viel Eiweiß im Blut hatten. Er begann, nach möglichen Zusammenhängen zwischen Eiweiß und Zivilisationserkrankungen wie Arteriosklerose, Herzinfarkt, Schlaganfall, Bluthochdruck, Gicht und Rheuma zu suchen. Aufgrund seiner Forschungen entwickelte er schließlich die These, dass das über die Nahrung aufgenommene Eiweiß nicht wie bisher angenommen wieder ausgeschieden, sondern in den Gefäßen und im Bindegewebe abgelagert werde und damit die Transitstrecke zu Organzellen und Gewebe »verstopfe«. Das Konzept der Eiweißspeicherkrankheit war geboren, die Wendt für die Grundlage vieler chronischer Erkrankungen hielt. Im Hinblick auf die Gelenkerkrankungen war Wendt der Ansicht, die Schmerzen rheumatischer Erkrankungen seien die Folge dieser durch Eiweißablagerungen verstopften Nährstofftransportwege im Zwischenzellraum der Organe und in den Gelenken. Er vertrat auch die Meinung, dass der Gelenkabbau – unabhängig von der Dauer der Erkrankung und dem Alter der Patienten – nicht zwangsläufig Schmerzen verursachen müsse. Wichtig sei die Öffnung der Transportwege.

GEGENSTEUERN MIT BASENFASTEN

Beim Fasten – auch beim Basenfasten – wird Eiweiß für einen gewissen Zeitraum so gut wie vollständig vom Speiseplan gestrichen. In diesen Tagen können sich überfüllte Eiweißspeicher langsam leeren, was oft mit einer Besserung der Gelenkbeschwerden einhergeht (siehe Seite 33). Natürlich muss nach einer gewissen Zeit wieder Eiweiß zugeführt werden, denn auch ohne diesen Makronährstoff kann der Stoffwechsel nicht einwandfrei arbeiten. Im Körper wird Eiweiß für die Bildung von Enzymen, Antikörpern, Hormonen und Aminosäuren benötigt.

PFLANZLICHE EIWEISS-QUELLEN

Lebensmittel (je 100 g)	Eiweiß (Protein)
Aprikosenkerne	23 g
Belugalinsen, getrocknet	23 g
Bohnen, getrocknet	21 g
Chia-Samen	21 g
Erbsen, getrocknet	21 g
Hanfsamen, geschält	31 g
Haselnusskerne	12 g
Kichererbsen, getrocknet	19 g
Kichererbsenmehl, gekeimt	19 g
Kürbiskernmus	28 g
Leinsamen, ungeschält	24 g
Linsen, getrocknet	23 g
Macadamianusskerne	8 g
Mandeln, süß	19 g
Mohn, getrocknet	20 g
Mungbohnen, getrocknet	24 g
Paranusskerne	14 g
Pistazienkerne	18 g
Rote Linsen, getrocknet	28 g
Sesam, ungeschält	18 g
Sojabohnen, getrocknet	34 g
Sonnenblumenkerne	23 g
Sonnenblumenkernmus	18 g
Süßlupinensamen	32 g
Tahin (Sesampaste)	21 g
Walnusskerne	14 g
Zedernnusskerne	16 g

Tierisches oder pflanzliches Eiweiß

Beim Eiweißverzehr ist vor allem auch die Qualität der zugeführten Proteine zu berücksichtigen. Leider wurde früher häufig nur vom Gesamteiweißgehalt ausgegangen und nicht zwischen tierischem und pflanzlichem Eiweiß unterschieden.

Die Bausteine der Eiweiße sind die Aminosäuren. Insgesamt gibt es 20 Aminosäuren, die wir täglich zu uns nehmen sollten. Acht von ihnen kann der Körper nicht selbst herstellen. Sie werden als essenzielle Aminosäuren bezeichnet und müssen mit der Nahrung zugeführt werden.

Die meisten Menschen decken den täglichen Eiweißbedarf mit dem Verzehr von tierischen Produkten wie Fleisch, Fisch, Eiern und Milchprodukten. Im tierischen Eiweiß liegen die Aminosäuren in einem ausgewogenen Verhältnis vor. Es gibt aber auch eine Reihe pflanzlicher Lebensmittel, die sehr eiweißreich sind und uns mit allen essenziellen Aminosäuren in einem ausgewogenen Verhältnis versorgen. Hinzu kommt, dass das pflanzliche Eiweiß im Gegensatz zum tierischen Eiweiß leichter verstoffwechselt wird, da weniger Energie für die Verdauung benötigt wird.

Gute pflanzliche Eiweißquellen sind Hülsenfrüchte (wie Bohnen, Erbsen und Kichererbsen), Nüsse (besonders Mandeln und Paranüsse), Samen (wie Sonnenblumenkerne und Sesam), Getreide und Pseudogetreide (besonders Quinoa und Amarant) sowie Maronen (Esskastanien).

EIWEISS UND BASENFASTEN

Bei einer Basenfasten-Kur schränken wir auch Nahrungsmittel wie Getreide und Hülsenfrüchte sehr stark ein, die wir als »gute Säurebildner« bezeichnen (**siehe Seite 77**). Sie gelten als gute Säurebildner, weil sie neben dem wertvollen pflanzlichen Eiweiß viele Vitalstoffe enthalten. Durch den vollständigen Verzicht auf Getreide und Hülsenfrüchte würde sich die Zufuhr von pflanzlichem Eiweiß erheblich verringern. Doch für dieses Problem gibt es eine einfache Lösung: das Keimen. Gekeimte Getreide und Hülsenfrüchte werden basischer verstoffwechselt. Außerdem entstehen beim Keimen Enzyme, die den Verdauungsprozess erleichtern und beschleunigen. In unseren Rezepten verwenden wir Getreide und Hülsenfrüchte daher ausschließlich gekeimt. Eine Anleitung, wie Sie Keimlinge ziehen können, finden Sie auf Seite 100 f.

WIE VIEL EIWEISS BRAUCHT DER MENSCH?

Pro Kilogramm Körpergewicht benötigen wir etwa 0,8 Gramm Eiweiß am Tag. Einfacher wird die Rechnung, wenn man von 1 Gramm pro Kilogramm Körpergewicht ausgeht. Für eine ausreichende Versorgung genügen also 50 bis 60 Gramm Eiweiß am Tag. In den Industrieländern wird aber oft das Doppelte oder Dreifache davon zugeführt.

GLUTEN – BEI GELENKPROBLEMEN BESSER MEIDEN

Lange galt »unser tägliches Brot« als Grundnahrungsmittel. Bei einer vollwertigen Ernährung wird zudem Wert auf Vollkornprodukte gelegt. Das Problem ist nur, dass viele Menschen sie nicht mehr vertragen. Doch wer dachte bei Gelenk- und Muskelschmerzen sowie Entzündungen der Darmschleimhaut bislang schon daran, dass das am Getreide und dem darin enthaltenen Gluten liegen könnte?

Gluten, das »Klebereiweiß«

Gluten ist ein Speichereiweiß, das in einigen Getreidesorten wie Weizen, Roggen, Dinkel und Gerste vorkommt. Auf dem Feld macht es das Korn widerstandsfähiger gegen Schädlinge. In seiner Funktion als »Klebereiweiß« sorgt es bei der Herstellung von Backwaren für eine bessere Bindung und damit für bessere Backeigenschaften und luftigeres Backwerk. In der Lebensmittelindustrie wird es als Emulgator und Trägerstoff bei der Produktion von Dressings, Desserts und Süßigkeiten eingesetzt.

Allerdings gibt es nicht nur eine Art von Gluten, das in allen Getreidearten zu finden ist. Stattdessen hat jedes Getreide eigene Glutene. Gluten an sich besteht aus zwei Eiweißgruppen: Prolaminen und Glutelinen. Es sind üblicherweise die Prolamine, die Probleme machen. Im Weizen haben wir das Gliadin, im Roggen das Secalin, die Gerste enthält das Hordein und der Hafer das Avenin.

Gluten – nicht immer verträglich

Glutenhaltige Getreide können verschiedene gesundheitliche Probleme verursachen. Heute unterscheidet man Zöliakie, Weizenallergie und nichtzöliakische Glutensensitivität.

ZÖLIAKIE

Die Zöliakie ist eine Autoimmunerkrankung des Dünndarms. Der Körper reagiert auf die Aufnahme von Gluten mit einer sehr starken Immunreaktion und Entzündung der Darmschleimhaut. Dadurch können sich die Zotten des Dünndarms zurückbilden, die eigentlich die Aufgabe haben, Nährstoffe aus dem Speisebrei zu resorbieren. Das Krankheitsbild wird oft bildlich als »abrasierter Rasen« beschrieben. Durch die schlechte Nährstoff- und Vitalstoffaufnahme kann es zu massiven Mängeln kommen. Menschen, die unter Zöliakie leiden, dürfen nicht die geringsten Spuren von Gluten zu sich nehmen und müssen ihr Leben lang auf Glutengetreide verzichten.

WEIZENALLERGIE

Jahrelang war nur die Zöliakie als Glutenunverträglichkeit anerkannt. Einzelne Getreide können sich aber auch aufgrund einer Allergie als unverträglich erweisen. Wenn wir unter einer »echten« Allergie leiden, bildet der Körper Antikörper vom Typ IgE (Immunglobulin E) gegen den entsprechenden Stoff, zum Beispiel gegen den Weizen. Bei Kontakt mit dem Allergen kommt es sofort zu einer Reaktion, zum Beispiel einem Brennen im Mund.

GLUTENSENSITIVITÄT

Eine Sensitivität auf Gluten lehnte die Wissenschaft lange ab. Wenn wir unter einer solchen »Unverträglichkeit« leiden, bilden die Immunzellen Antikörper vom Typ IgG (Immunglobulin G). In diesem Fall stellen sich Symptome nach der Nahrungsaufnahme erst mit Verzögerung ein. Dies kann durchaus bis zu 72 Stunden dauern. Die Symptome selbst ähneln denen einer Weizenallergie oder Zöliakie. Die Patienten leiden unter starken Verdauungsstörungen wie Blähungen, Durchfall, Bauchschmerzen und Übelkeit. Sie klagen ferner über Muskel- und Gelenkschmerzen, die oft schon nach kürzester Zeit verschwinden, wenn sie Produkte aus Glutengetreide vom Speisezettel streichen.

Blut- und Stuhluntersuchungen oder eine Gewebeentnahme bei einer Darmspiegelung machen es heute möglich, eine gezielte Diagnose zu stellen, um zwischen diesen Erkrankungen zu unterscheiden.

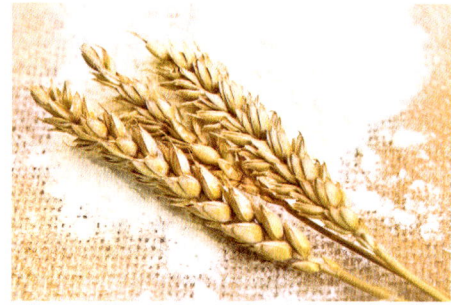

Falls Sie Getreide schlecht vertragen, nutzen Sie die moderne Diagnostik, um die Ursachen zu finden.

Glutenfreie Produkte

Vielleicht leiden Sie an Zöliakie und sind deshalb gezwungen, strengstens auf Gluten zu verzichten. Oder Sie meiden Gluten aus anderen gesundheitlichen Gründen. In beiden Fällen sollten Sie wissen, dass glutenfreie Produkte Untersuchungen zufolge meist einen geringeren Mineralstoffgehalt haben. Ihr ausschließlicher Verzehr kann zu einem Mangel an Kalzium, Magnesium, Eisen, Kupfer und Zink führen. Zu beachten ist auch, dass glutenfreie Fertigprodukte sehr viel Natrium enthalten können.

Sofern keine medizinisch gesicherte Zöliakie vorliegt, ist es bei rheumatischen Erkrankungen deshalb ratsam, geringe Mengen glutenhaltiger Vollkornprodukte zu verzehren.

GELENKSCHUTZ SEKUNDÄRE PFLANZENSTOFFE

Es gibt primäre und sekundäre Pflanzeninhaltsstoffe. Die primären Pflanzeninhaltsstoffe sind Kohlenhydrate, Fette und Eiweiße. Die sekundären Pflanzenstoffe verleihen den Pflanzen ihre Farbe, ihren Duft und ihren Geschmack. In herkömmlichen Nährstofftabellen für Lebensmittel werden zwar Vitamine, Mineralstoffe und Spurenelemente ausgewiesen, die sekundären Pflanzenstoffe bisher allerdings nicht berücksichtigt.

Die sekundären Pflanzenstoffe zählen genau wie die Ballaststoffe und die Inhaltsstoffe in fermentierten Nahrungsmitteln zu den sogenannten »bioaktiven Substanzen«. Dabei handelt es sich um chemische Verbindungen, die bei den Stoffwechselprozessen der Pflanzen entstehen. Sie schützen sie während des Wachstums vor Schädlingen, dienen aber auch als Lockstoffe für die Bestäubung. Obwohl die sekundären Pflanzenstoffe in der Gesundheitsliteratur nicht immer die Aufmerksamkeit bekommen, die ihnen gebührt, wird ihnen aufgrund von wissenschaftlichen Studien eine antioxidative, antimikrobielle, antikanzerogene, antithrombotische, immunmodulierende und vor allem antientzündliche Wirkung nachgesagt – und wie wir wissen, fördern chronische Entzündungsprozesse unter anderem rheumatische Erkrankungen. Inzwischen gibt es über 70 000 wissenschaftliche Veröffentlichungen zum Thema und bislang wurden rund 100 000 verschiedene sekundäre Pflanzenstoffe nachgewiesen.

Wo sind sekundäre Pflanzenstoffe enthalten?

Sekundäre Pflanzenstoffe finden wir in Obst, Gemüse, Gewürzen, Nüssen und Tee – und in allen diesen Lebensmitteln sind sie in anderer Zusammensetzung enthalten. Gute Hinweise darauf sind der aromatische Duft von frischen Kräutern, Erdbeeren, Ananas oder anderen Obstsorten sowie die Farbvielfalt von Obst und Gemüse wie Möhren, Tomaten oder Auberginen. Achten Sie beim nächsten Einkauf auf dem Wochenmarkt oder beim Gemüsehändler einmal ganz bewusst darauf.

DIE BUNTE PALETTE DER SEKUNDÄREN PFLANZENSTOFFE

Die sekundären Pflanzenstoffe sorgen nicht nur für die herrlich gelbe, rote, grüne und sogar violette Färbung von Obst und Gemüse. Sie verleihen ihm auch eine antioxidative, entzündungshemmende und schmerzlindernde Wirkung.

CAROTINOIDE

sorgen für die typische Färbung von Obst und Gemüse. Sie sind zum Beispiel in Möhren, Tomaten, Paprika, grünem Gemüse wie Spinat und Grünkohl, Grapefruits, Aprikosen, Melonen, Kürbis enthalten. Carotinoide dienen aufgrund ihrer antioxidativen Wirkung als Zell- und Immunschutz.

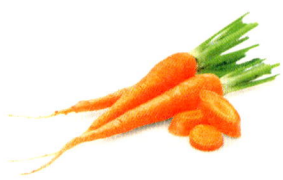

dernde Wirkung zugeschrieben. Man findet sie in Äpfeln, Birnen, Trauben, Kirschen, Pflaumen, Beerenobst, Zwiebeln, Grünkohl, Auberginen und Soja sowie in schwarzem und grünem Tee.

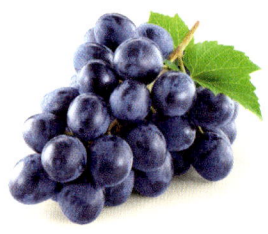

POLYPHENOLE

lautet der Oberbegriff für verschiedene Substanzen wie Flavonoide und Anthocyane. Sie verleihen Obst und Gemüse die Farben des Regenbogens und haben eine antioxidative Wirkung. Bei Tomaten oder Äpfeln sitzen die Flavonoide direkt unter der Haut, weshalb man sie besser nicht schälen sollte. Den Flavonoiden wird eine entzündungshemmende, arachidonsäuresenkende sowie schmerzlin-

GLUCOSINOLATE

oder Senfölglycoside gehören zu den schwefelhaltigen sekundären Pflanzenstoffen und verleihen Pflanzen einen teils scharfen Geschmack oder stechenden Geruch. Sie werden im Körper in Senföle umgewandelt, die das Wachstum von Bakterien, Viren und Pilzen hemmen und daher auch zur Infektabwehr eingesetzt werden können. Besonders erwähnenswert ist die Kapuzinerkresse, die mit ihrem hohen Gehalt an Vitamin C das Immunsystem stärkt. Glucosinolate sind in Kohl, Rettich, Radieschen, Kresse, Senf und Papaya enthalten.

wirken blutdrucksenkend, leicht blutverdünnend und antikanzerogen, insbesondere bei Magenkrebs.

MONOTERPENE

wie etwa das Limonen sorgen für den intensiven Geruch ätherischer Öle. Sie sind unter anderem in Zitronen, Minze oder Kümmel enthalten. Monoterpene dienen der Pflanze als Schutz gegen Mikroorganismen wie Pilze und Bakterien. Im menschlichen Organismus können sie leicht antibiotisch wirken.

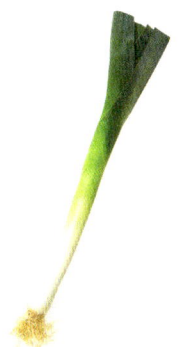

PHYTOÖSTROGENE

sind keine Östrogene im chemischen Sinn, besitzen aber östrogenähnliche Strukturen. Dank dieser Ähnlichkeit können sie an östrogenbindenden Rezeptoren andocken. Es gibt drei Strukturklassen von Phytoöstrogenen: Lignane, Isoflavone und Coumestane. Phytoöstrogene können bei Hitzewallungen, Herz-Kreislauf-Erkrankungen und Osteoporose helfen und finden sich beispielsweise in Getreide, Leinsamen und Hülsenfrüchten wie Linsen, Bohnen und Kichererbsen.

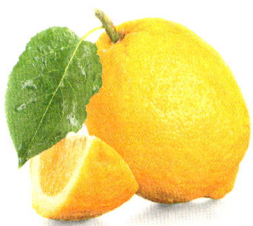

SULFIDE

sind schwefelhaltige Inhaltsstoffe, wie sie in Zwiebeln, Lauch, Knoblauch und Schnittlauch vorkommen. Gut untersucht ist die Wirkung von Zwiebeln und Knoblauch. Sie

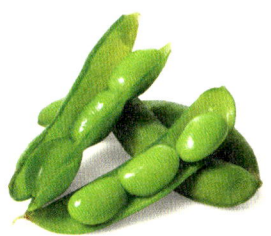

Sekundäre Pflanzenstoffe für einen gesunden Darm

Die wissenschaftliche Forschung untersucht schon lange, wie sekundäre Pflanzenstoffe auf die Darmgesundheit wirken. Dabei konnte nachgewiesen werden, dass sie die Zusammensetzung der Darmflora positiv beeinflussen. Sie bekämpfen krank machende Keime im Darm, stärken das darmassoziierte Immunsystem und haben einen hemmenden Einfluss auf die Entstehung und das Wachstum von Krebszellen.

Die Aufspaltung und Verstoffwechselung der sekundären Pflanzenstoffe aus der Nahrung beginnt in Mund, Magen, Dünn- und Dickdarm. Dies geschieht unter Zuhilfenahme von Enzymen. Etwa 90 Prozent der sekundären Pflanzenstoffe kommen unverändert im Dickdarm an, werden dort von Bakterien zerlegt und anschließend in der Leber weiter verstoffwechselt. In der Leber tragen sie zu Entgiftungsprozessen – unter anderem dem Abbau von Krebszellen – bei.

> **EINE GUTE MISCHUNG**
> Gestalten Sie Ihren Obst- oder Gemüseteller abwechslungsreich, damit Sie mit allen sekundären Pflanzenstoffen ausreichend versorgt sind. Sie greifen in ihrer Wirkung meist wie Zahnräder ineinander. Deshalb sind sie wirkungsvoller, wenn sie miteinander aufgenommen werden.

Die Wechselwirkung zwischen Darmflora und sekundären Pflanzenstoffen ist nachgewiesen. Da die Zusammensetzung der Darmflora bei jedem Menschen anders ist, hat auch jeder andere Möglichkeiten, sekundäre Pflanzenstoffe zu resorbieren (das heißt aufzunehmen). Aus diesem Grund sollte man täglich reichlich sekundäre Pflanzenstoffe über die Nahrung zuführen, damit sich eine möglichst vielfältige Darmflora entwickeln kann und krank machende von nützlichen Keimen verdrängt werden. Bei einem gesunden Darm ist die Wahrscheinlichkeit größer, dass die in der Nahrung enthaltenen sekundären Pflanzenstoffe aufgenommen werden und dann auch die gewünschten Zellen, Organe und Gewebe des Körpers erreichen.

Was tun, wenn man Fruktose schlecht verträgt?

Im Rahmen einer gesunden Ernährung wird stets empfohlen, auch viel Obst zu verzehren. Aber nicht alle Menschen können es gleich gut verdauen. Wie viel Obst sollte man also verzehren, damit es auch gut verträglich ist? Wenn keine diagnostizierte Fruktoseintoleranz vorliegt, sollte der Gemüseanteil im Speiseplan bei 80 Prozent, der Obstanteil bei 20 Prozent liegen. Die optimal verträgliche Obstmenge kann jeder mit ein wenig Aufmerksamkeit selbst herausfinden. Oft ist eine vermeintliche Fruktoseintoleranz ein mengenabhängiges Problem und bedeutet nicht, dass man auf Obst komplett verzichten muss.

DIE WAHL DER RICHTIGEN PFLANZENÖLE

Pflanzliche Öle werden wie das Olivenöl aus Fruchtfleisch oder wie Sesam- und Sonnenblumenöl aus Samen hergestellt. Hinsichtlich der Herstellung sind »raffinierte« (warm gepresste) und »native« (kalt gepresste) Öle zu unterscheiden. Die qualitativ hochwertigen kalt gepressten Öle werden ohne Wärmezufuhr gewonnen und gefiltert. Auf diese Weise werden ihre wertvollen Inhaltsstoffe und ihr typischer Geschmack bewahrt.

In pflanzlichen Ölen sind überwiegend ungesättigte, in tierischen Fetten eher gesättigte Fettsäuren enthalten. Wie groß der gesundheitliche Nutzen ungesättigter Fettsäuren ist, wurde in den vergangenen Jahrzehnten genauestens untersucht.

Kalt gepresste Öle mit einem hohen Anteil an ungesättigten Fettsäuren sollten allerdings nicht zum Braten verwendet werden, da durch das starke Erhitzen ungesunde Transfettsäuren entstehen können. Die Ausnahme sind Olivenöl und Rapsöl. Olivenöl sollte nicht über 180 °C erhitzt werden, Rapsöl nur zum schonenden Dünsten, nicht aber zum scharfen Anbraten verwendet werden.

Ein weiterer Unterschied zwischen den Pflanzenölen betrifft den Gehalt an ungesättigten Fettsäuren – vor allem an den mehrfach ungesättigten Omega-3- und Omega-6-Fettsäuren. Sie müssen täglich über die Nahrung zugeführt werden, da der Körper sie nicht selbst herstellen kann.

Omega-3-Fettsäuren

Gesundheitlich spielen die Omega-3-Fettsäuren eine wichtige Rolle im Kampf gegen Entzündungen (auch der Gelenke), bei den Herz-Kreislauf-Erkrankungen und beim Aufbau der Zellmembranen. Sie können auch bei Bluthochdruck und Demenz hilfreich sein. Zu den Omega-3-Fettsäuren zählen die langkettigen Fettsäuren Eicosapentaensäure (EPA) und Docosahexaensäure (DHA), die hauptsächlich in tierischen Produkten zu finden sind, sowie die kurzkettige Fettsäure Alpha-Linolensäure (ALA) in pflanzlichen Lebensmitteln. Die Hauptlieferanten für Omega-3-Fettsäuren sind fetter Seefisch (Lachs, Hering, Makrele und Thunfisch) und verschiedene

MIT VIELEN OMEGA-3S

Lebensmittel (je 100 g)	Omega-3-Fettsäuren
Leinöl	55–60 g
Chia-Öl	60 g
Leindotteröl	40 g
Hanföl	17 g
Walnussöl	13 g
Rapsöl	9 g
Sojaöl	8 g
Weizenkeimöl	7 g

Achtung: Leindotteröl wird aus der gleichnamigen Pflanze hergestellt und ist nicht mit dem Leinöl aus Leinsamen zu verwechseln.

Speiseöle (Leinöl, Chia-Öl, Leindotteröl). Auch Fleisch und Milchprodukte enthalten Omega-3-Fettsäuren.

Man könnte nun befürchten, dass Menschen, die sich vegan ernähren, mit gesunden Fettsäuren unterversorgt sind. Der Körper ist aber durchaus in der Lage, aus der Alpha-Linolensäure die beiden anderen Omega-3-Fettsäuren zu bilden.

Bei rheumatischen Erkrankungen wird häufig eine fleischreduzierte Ernährung empfohlen. Wer nicht ganz auf Fleisch verzichten möchte, sollte den Verzehr auf einmal wöchentlich beschränken. Wählen Sie in erster Linie Fleisch von Weidetieren oder Wild. Durch die natürliche Fütterung hat es einen höheren Anteil an Omega-3-Fettsäuren. Dies gilt auch für Milch und Milchprodukte aus biologischem Anbau, denn Weidekühe produzieren eine Milch mit mehr Omega-3-Fettsäuren.

> **BASISCHE OMEGA-3-LIEFERANTEN**
>
> Hier sind Algen, Avocados, Leinsamen und Chia-Samen zu nennen. Geschälte Hanfsamen sind sehr weich, haben einen hohen Gehalt an Omega-3-Fettsäuren von 20 Prozent und verfügen über hochwertiges Eiweiß mit allen Aminosäuren. Der Sommerportulak ist besonders reich an Omega-3-Fettsäuren sowie den Vitaminen C, A, E und B.

Omega-6-Fettsäuren

Zu den Omega-6-Fettsäuren zählen unter anderem Linolsäure, Gamma-Linolensäure und Arachidonsäure. Der Körper kann die Linolsäure nicht selbst produzieren. Sie dient ihm auch als Grundlage für die Herstellung von Gamma-Linolensäure und Arachidonsäure. Den Omega-6-Fettsäuren wird oft eine negative Wirkung nachgesagt, doch das kann man pauschal nicht sagen. Die Omega-6-Fettsäuren fördern zwar Entzündungen, aber das kann für den Heilungsprozess hilfreich sein. Darüber hinaus regulieren sie den Blutdruck und sind ein wichtiger Bestandteil unserer Zellmembranen. Sie senken das »schlechte« LDL-Cholesterin, verringern gleichzeitig aber auch das »gute« HDL-Cholesterin. Die Gamma-Linolensäure hat eine entzündungshemmende Wirkung, während die hauptsächlich in tierischen Produkten enthaltene Arachidonsäure Entzündungen begünstigt (**siehe Seite 16**). Omega-6-reiche Öle sind Sonnenblumen-, Maiskeim- und Distelöl.

Das Verhältnis muss stimmen

Letztlich kommt es auf das Verhältnis von Omega-6-Fettsäuren zu Omega-3-Fettsäuren an. Die Deutsche Gesellschaft für Ernährung (DGE) empfiehlt hier eine Ratio von 5:1. Leider liegt das Verhältnis derzeit eher bei 8:1. Um mehr Ausgewogenheit herzustellen, sollte man deshalb besonders darauf achten, Nahrungsmittel mit einem hohen Anteil an Omega-3-Fettsäuren zu verzehren.

BASISCHE ERNÄHRUNG HILFT DEN GELENKEN

Medizinische Untersuchungen zeigen, dass bei Rheumapatienten die Flüssigkeit im Gelenkspalt messbar saurer ist als bei gesunden Menschen. Der pH-Wert gesunder Gelenke liegt zwischen 7,6 und 7,3. Bei Arthrose beträgt der pH-Wert der betroffenen Gelenke 7,5 bis 7,3; bei rheumatoiden Gelenkerkrankungen 7,4 bis 6,9.

Eine Pilotstudie aus dem Jahr 2005 zeigte, dass die Einnahme basischer Mineralstoffe bei rheumatoider Arthritis die Gelenkschmerzen lindern und das Gesamtbefinden verbessern kann. Basische Mineralsalze können in Form von Tabletten eingenommen werden. Noch einfacher ist jedoch eine basenreiche Ernährung, die Sie ausreichend mit basischen Mineralsalzen versorgt.

Abgesehen von der genannten Studie gibt es zwar kaum weitere wissenschaftliche Untersuchungen, in denen ein direkter Zusammenhang zwischen dem Säure-Basen-Haushalt und den Gelenken hergestellt wird. In der Praxis haben wir allerdings bei verschiedenen Gelenkerkrankungen positive Erfahrungen mit Basenfasten gemacht.

Basenfasten: Erfolgsbeispiele aus der Praxis

Eindrucksvolle Erfolge hinsichtlich der wohltuenden Wirkung des Basenfastens auf die Gelenke konnten auch Gabi und Dieter Riedelbauch beobachten. Sie bieten in ihrem Hotel bereits seit 2004 Basenfasten nach der Wacker-Methode an und haben inzwischen mehrere Tausend Gäste liebevoll bei diesem Prozess begleitet. Dieter Riedelbauch sagt, jeder dritte oder vierte seiner Basenfasten-Gäste leide unter Gelenkproblemen und alle würden innerhalb einer Woche von einer 50- bis 90-prozentigen Besserung der Beschwerden berichten. Auffallend sei die bessere Beweglichkeit, die sich meist schon nach vier Tagen einstelle. Hier eine kleine Auswahl seiner Beobachtungen:

- Eine ungefähr 60-jährige Frau konnte bereits nach einer halben Woche Basenfasten ihre von Arthrose geplagten Finger wieder besser bewegen. Am Ende der Woche waren die Schmerzen ihren Aussagen zufolge fast vollständig verschwunden.
- Eine ebenfalls 60 Jahre alte Dame, die vor einer Knieoperation stand, konnte nach einer Woche Basenfasten doppelt so lange Gehstrecken zurücklegen wie zuvor.
- Ein 70-jähriger Mann, der den Arm nur zur Hälfte heben konnte, war nach einer Woche Basenfasten wieder voll beweglich.
- Eine 80-jährige Frau, die ihre Tochter zum Basenfasten begleitet hatte, war mit einem Rollator angereist. Sie hatte erklärt, sie käme morgens ohne Schmerztabletten gar nicht aus dem Bett. Nach vier Tagen Basenfasten konnte sie morgens auf die Schmerzmittel verzichten und am siebten Tag ließ sie den Rollator im Zimmer stehen: Sie brauchte ihn nicht mehr.

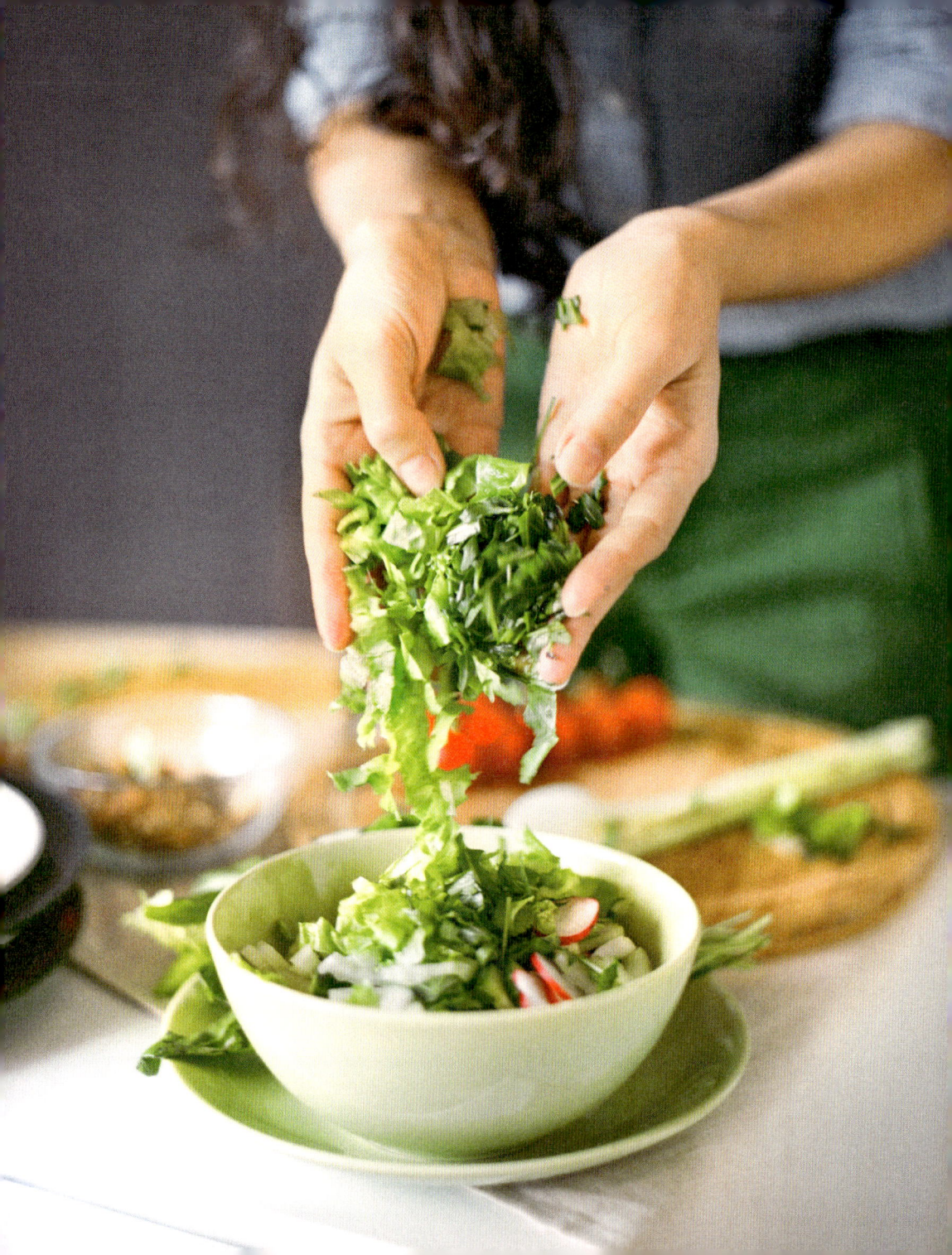

GELENKRETTER BASENFASTEN

Basenfasten ist ganz einfach! Wir zeigen Ihnen, was Sie dafür brauchen. Die Basenfasten-Basics und Wacker-Regeln verraten Ihnen genau, wie es geht. Darüber hinaus haben wir viele Tipps gesammelt, wie Sie Ihren Gelenken zum Beispiel mit einem Wickel etwas Gutes tun können und wie Sie die guten Gewohnheiten im Alltag bewahren.

BASENFASTEN VON A BIS Z
36

UNTERSTÜTZUNG FÜR DIE GELENKE
54

DER BASISCHE ALLTAG
76

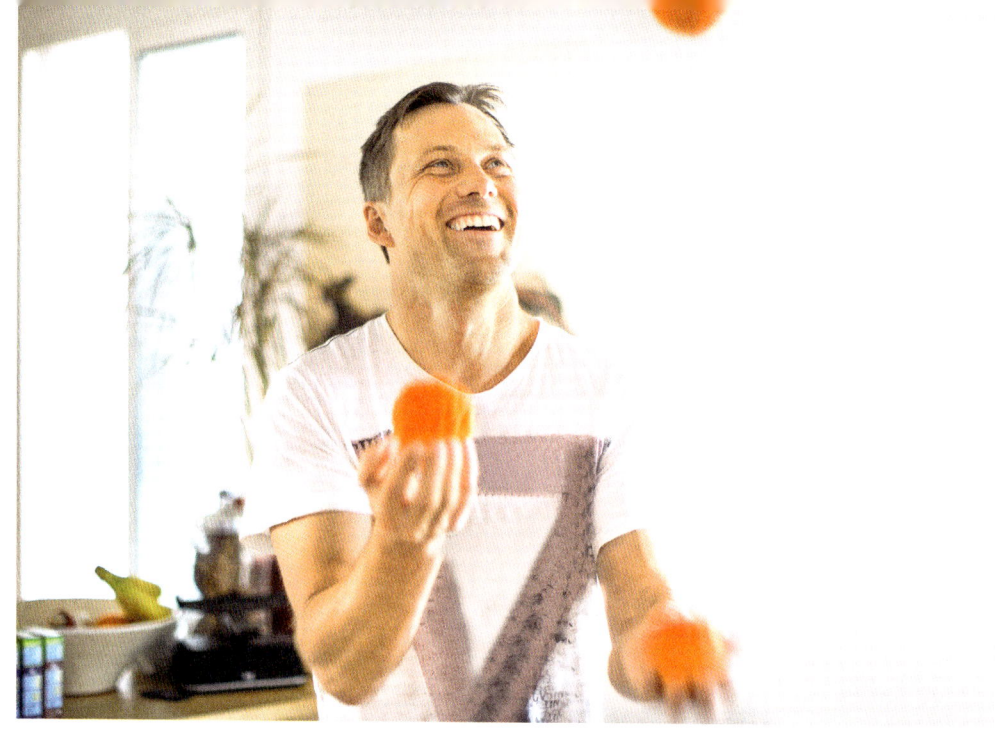

BASENFASTEN VON A BIS Z

Mit Basenfasten lassen sich (nicht nur) die Gelenke entlasten. Deshalb haben wir ein Gesamtpaket für Sie geschnürt, das Sie Schritt für Schritt mit der Praxis des Basenfastens vertraut macht. Sie erfahren, welche Nahrungsmittel Sie meiden sollten und welche Lebensmittel auf den Basenfasten-Teller gehören. Die 10 Wacker-Regeln helfen zudem bei der Gestaltung der Mahlzeiten, die dadurch noch besser verdaulich und noch entlastender werden. Doch damit nicht genug, denn Basenfasten heißt, sich um den ganzen Körper zu kümmern – mit unterstützenden Maßnahmen wie Bewegung, Massagen und Schlaf. Ein weiteres unverzichtbares Element des Basenfastens ist die Darmreinigung. Sie entlastet den Körper und verstärkt die entgiftende Wirkung des Programms.

DIE GRUNDAUSSTATTUNG FÜRS BASENFASTEN

Wenn die basische Welt neu für Sie ist, sollten Sie sich zunächst mit unseren Vorschlägen zur basischen Grundausstattung vertraut machen. Auch nach dem Basenfasten sind entsprechende Vorräte sinnvoll. So haben die »sauren Gewohnheiten« keine Chance mehr.

Säurebildner sind tabu

Damit Sie den Einstieg in eine Ernährung mit einer besseren Säure-Basen-Balance schaffen, empfehlen wir Ihnen, ein bis zwei Wochen lang auf alle Säurebildner zu verzichten. Danach können Sie allmählich gezielt wieder gute Säurebildner (siehe Seite 77) in Ihren Speiseplan aufnehmen.

Während des Basenfastens sind die folgenden Nahrungsmittel zu meiden:

- Fleisch- und Wurstwaren aller Art, Fleischbrühe
- Milch und Milchprodukte wie Quark, Joghurt, Kefir und Käse (auch vom Schaf und von der Ziege)
- Fisch und Meeresfrüchte aller Art
- Eier (Eiweiß und Eigelb)
- alle Getreide und Getreideprodukte, egal aus welchen Körnern – ob Vollkorn oder Weißmehl, ja sogar das sogenannte Essenerbrot, das aus gekeimtem Getreide hergestellt wird
- alle Pseudogetreide wie Teff (Zwerghirse), Quinoa, Canihua, Amarant, Buchweizen und ihre Produkte
- alle Hülsenfrüchte außer gekeimten Linsen und gekeimten Kichererbsen
- alle Nüsse außer Mandeln, Paranüssen, Macadamianüssen, Pistazien, Zedernnusskernen und Walnüssen
- alle raffinierten und gehärteten Fette (auch Margarine und Diätmargarine)
- Spargel, Rosenkohl, Artischocken
- Essig, Senf und Würzsaucen aller Art
- Zucker und Süßigkeiten aller Art (auch, wenn sie mit Vollrohrzucker, Honig oder Zuckeraustauschstoffen hergestellt wurden)
- alle kohlensäurehaltigen Getränke wie Limonaden, Cola, Fruchtgetränke, Energydrinks und Mineralwasser
- alle alkoholischen Getränke
- Bohnenkaffee, Malzkaffee, Getreidekaffee, Instantkaffee und koffeinfreier Kaffee
- schwarzer, grüner und weißer Tee, Matetee, Früchtetee, Rooibostee

Setzen Sie auf Basenbildner

Beim Basenfasten setzen wir auf Lebensmittel, die der Körper basisch verstoffwechseln kann. Weil sie viele Vitamine, Mineralstoffe, sekundäre Pflanzenstoffe, Enzyme und wertvolles pflanzliches Eiweiß enthalten und frei von entzündungsfördernden Substanzen wie der Arachidonsäure sind, sind sie besonders gut für die Gelenke. Kein Wunder, dass wir so viele positive Rückmeldungen von Menschen mit chronischen Gelenkerkrankungen, Rheuma, Gicht, Arthritis und vielen anderen chronischen Beschwerden erhalten.

AUSSCHLIESSLICH PFLANZLICH

Zu den basischen Lebensmitteln zählen die meisten Obst- und Gemüsesorten außer Artischocken, Rosenkohl und Spargel. Auch bei frischen und getrockneten Kräutern, Samen, Pilzen, Kartoffeln und Süßkartoffeln sowie Keimlingen dürfen Sie zugreifen.

Wichtig ist, dass Sie Obst- und Gemüsesorten verwenden, die gerade Saison haben. Obst und Gemüse sollten immer reif sein, denn nur dann sind auch alle wertvollen Inhaltsstoffe enthalten.

Basische Nüsse sind Mandeln, Paranüsse, Pistazien, Walnüsse, Macadamianüsse und Zedernnusskerne. Bitte beachten Sie, dass Getreide und Hülsenfrüchte nur in gekeimter Form basisch sind. Alle pflanzlichen Öle wirken neutral und beeinflussen den Säure-Basen-Haushalt nicht. Als Geschmacksträger sind sie eine wunderbare Bereicherung für die basische Küche.

Der Basenfasten-Check für Ihren Einkauf

Damit Sie genügend Zeit haben, basische Vorräte anzulegen oder aufzufüllen, sollten Sie einige Tage vor der geplanten Basenfasten-Kur einen Blick auf die nachfolgende Liste werfen. Prüfen Sie, ob Sie das eine oder andere Lebensmittel bereits im Vorratsschrank haben. Schreiben Sie alles, was Ihnen noch fehlt, auf einen Einkaufszettel und erledigen Sie frühzeitig Ihre Besorgungen, damit Sie ohne Stress starten können.

Folgende Getränke und Nahrungsmittel sollten für das Basenfasten im Haus sein:
- stilles Wasser, am besten Quellwasser
- reine Kräutertees ohne Früchte und Aromastoffe
- kalt gepresste Öle wie Olivenöl, Sonnenblumenöl, Rapsöl, Walnussöl, Leinöl, Distelöl, Kokosöl, Hanföl, Kürbiskernöl, Mandelöl, Sesamöl, Traubenkernöl, Weizenkeimöl, Haselnussöl
- Sesamsalz (Gomasio), Kräutersalz
- Gemüsebrühe ohne Zusatz von Geschmacksverstärkern (Glutamat)
- Erdmandelflocken (Chufas Nüssli), auch geröstet
- Linsen, Kichererbsen, Sonnenblumenkerne, Hirse und Quinoa zum Keimen
- Nüsse wie Mandeln, Walnusskerne, Pekannusskerne, Zedernnusskerne, Macadamianusskerne, Pistazienkerne
- Samen wie Sonnenblumenkerne, Kürbiskerne, süße Aprikosenkerne, Hanfsamen, Leinsamen, Sesamsamen
- Oliven, ungefärbt und ohne Knoblauch
- ungeschwefelte Trockenfrüchte wie Datteln, Feigen, Aprikosen und Papaya
- Zitronen oder Limetten, Äpfel, Bananen sowie eine Auswahl an Obst der Saison
- Kartoffeln, Süßkartoffeln, Zwiebeln, Möhren und Avocados sowie eine Auswahl an Gemüse der Saison
- frische Kräuter der Saison wie Petersilie, Schnittlauch, Thymian, Rosmarin, Basilikum, Minze und Brunnenkresse

IHRE NAHRUNGSMITTELAUSWAHL FÜR DAS BASENFASTEN

Die auf den nächsten Seiten aufgeführten Nahrungsmittel sind allesamt Basenbildner oder werden neutral verstoffwechselt. Außerdem sehen Sie auf einen Blick, welche gelenkschonenden Vitamine und Mineralstoffe **(siehe Seite 55 ff.)** *enthalten sind.*

OBST

Lebensmittel	Enthaltene Vitalstoffe
Ananas	Mangan
Apfel	Pektin
Aprikose	Kalium, Vitamin A
Avocado	Kalium, Kupfer, Magnesium, Vitamin B
Banane	Kalium, Magnesium, Silizium, Vitamin B
Birne	Eisen, Kalium
Brombeere	Mangan
Cherimoya	Kalzium, Eisen, Kalium, Phosphor
Clementine	Vitamin C
Cranberry	Vitamin C
Dattel, frisch	Kalzium, Eisen, Kalium, Kupfer, Magnesium
Erdbeere	Eisen
Feige	Kalzium, Eisen, Kalium
Granatapfel	Kalium
Grapefruit	Vitamin C
Guave	Eisen, Kalium, Vitamin C
Heidelbeere	Eisen, Mangan
Himbeere	Eisen, Mangan
Honigmelone	Eisen, Vitamin A
Johannisbeere, rot	Eisen, Kalium, Mangan, Vitamin C
Johannisbeere, schwarz	Eisen, Kalium, Mangan, Vitamin C

Lebensmittel	Enthaltene Vitalstoffe
Jostabeere	Vitamin C
Kaki	Kalium, Mangan, Phosphor, Vitamin A, Vitamin B
Kirsche, sauer und süß	Folsäure
Kiwi	Eisen, Kalium, Magnesium, Zink, Vitamin C
Kumquat	Vitamin C
Limette	Vitamin C
Litschi	Eisen, Kupfer, Zink
Loquat (japanische Mispel)	Kalzium, Kalium
Mandarine	Vitamin C
Mango	Eisen, Vitamin A
Maracuja (Passionsfrucht)	Eisen, Kalium, Magnesium, Vitamin C
Marone (Esskastanie)	Eisen, Kalium
Minneola (Orangenmandarine)	Vitamin C
Mirabelle	Eisen
Nektarine	Vitamin C
Olive, grün und schwarz	Kalzium, Eisen, Vitamin C
Orange	Vitamin C
Papaya	Eisen, Magnesium, Vitamin C
Pfirsich	Eisen
Pflaume	Eisen, Kalium
Pomelo	Vitamin C
Preiselbeere	Kupfer, Mangan
Quitte	Eisen
Reneklode	Eisen, Kalium
Sanddornbeere	Magnesium, Vitamin C
Satsuma	Vitamin C
Stachelbeere	Eisen
Wassermelone	Eisen, Kalium, Zink
Weintraube, weiß und rot	Vitamin B, Vitamin C
Zitrone	Kupfer, Vitamin C
Zwetschge	Eisen, Kalium

TROCKENOBST

Lebensmittel	Enthaltene Vitalstoffe
Ananas	Enzyme
Apfelringe	Pektin
Aprikose	Eisen, Kalium, Mangan
Banane	Eisen, Kalium, Magnesium, Mangan
Birne	Eisen, Zink
Brombeere	Eisen, Magnesium, Mangan, Zink
Cranberry	Phosphor, Vitamin C, Zink
Feige	Eisen, Zink
Papaya	Enzyme
Rosine	Eisen, Kalium, Mangan

GEMÜSE

Lebensmittel	Enthaltene Vitalstoffe
Aubergine	Kalium, Magnesium
Blumenkohl	Kalium, Vitamin B, Vitamin C, Vitamin K
Bohne, grüne	Eisen, Kalium, Magnesium, Mangan, Molybdän, Silizium
Brokkoli	Kalzium, Eisen, Folsäure, Jod, Kalium, Magnesium, Mangan, Vitamin A, Vitamin B, Vitamin C, Vitamin K, Zink
Butterrübe, gelbe	Eisen, Kalium
Chilischoten	Eisen, Kalium, Vitamin B, Vitamin C, Mangan, Zink
Chinakohl	Vitamin C
Erbse, frisch	Folsäure, Vitamin B
Fenchel	Kalzium, Eisen, Kalium, Magnesium, Mangan, Vitamin C
Frühlingszwiebel	Kalium, Mangan, Zink
Gemüsepaprika	Eisen, Kalium, Vitamin A, Vitamin C, Vitamin E
Grünkohl	Kalzium, Eisen, Folsäure, Kalium, Magnesium
Kartoffel	Kalium, Kupfer, Vitamin B, Vitamin C
Knollensellerie	Kalzium, Folsäure, Kalium, Vitamin B
Kohlrabi	Eisen, Folsäure, Selen
Kürbis	Eisen, Kalium, Mangan, Vitamin A

Lebensmittel	Enthaltene Vitalstoffe
Lauch	Kalzium, Eisen, Folsäure, Kalium, Magnesium, Mangan, Silizium, Vitamin B, Vitamin C
Mangold	Kalzium, Eisen, Fluor, Magnesium, Mangan, Vitamin A, Vitamin B, Vitamin C
Möhre	Kalzium, Eisen, Kalium, Mangan, Vitamin A
Pastinake	Kalzium, Eisen, Kalium, Magnesium, Mangan, Zink
Petersilienwurzel	Eisen, Fluor, Kalium, Kupfer
Postelein (Winterportulak)	Vitamin C
Radieschen	Eisen, Fluor, Kalium, Kupfer, Vitamin C
Rettich	Eisen, Kalium
Rhabarber	Kalzium, Eisen, Kalium
Romanesco	Eisen, Kalium, Phosphor, Vitamin B, Vitamin C, Zink
Rote Bete	Eisen, Folsäure, Kalium, Kupfer, Magnesium, Mangan
Rotkohl	Kalzium, Kalium, Magnesium
Salatgurke	Eisen, Mangan, Zink
Schalotte	Kalium, Mangan, Zink
Schwarzer Rettich	Eisen, Kalium
Schwarzwurzel	Eisen, Kalium, Kupfer, Magnesium, Mangan, Vitamin B, Vitamin E, Zink
Sommerportulak	Eisen, Magnesium, Vitamin C, Omega 3
Spinat	Kalzium, Eisen, Fluor, Jod, Kalium, Magnesium, Mangan, Vitamin A, Vitamin B, Vitamin E, Vitamin K
Staudensellerie	Kalzium, Fluor, Kalium, Magnesium, Vitamin A
Süßkartoffel	Eisen, Kalium, Kupfer, Mangan, Vitamin B
Teltower Rübchen	Kalzium, Kalium, Vitamin C
Tomate	Kalium, Vitamin C
Topinambur	Eisen, Kalium, Magnesium, Zink
Urmöhre (Betakarotte)	Kalzium, Eisen, Kalium, Mangan, Vitamin A
Weißkohl	Kalzium, Kalium, Vitamin E, Vitamin K
Wirsing	Kalzium, Eisen, Kalium, Mangan, Vitamin B, Vitamin C, Vitamin E
Zucchino	Eisen, Kalium, Magnesium
Zuckerschote	Kalzium, Eisen, Kalium, Kupfer, Magnesium, Mangan
Zwiebel	Kalium, Mangan, Zink

SALATE, KRÄUTER UND GEWÜRZE

Lebensmittel	Enthaltene Vitalstoffe
Basilikum	Kalzium, Eisen, Kalium, Mangan, Zink
Bohnenkraut	Eisen
Borretsch	Eisen
Brennnessel	Kalzium, Eisen, Kalium, Magnesium, Vitamin C
Brunnenkresse	Kalzium, Vitamin C
Chicorée, rot und weiß	Vitamin A
Chinakohl	Eisen, Folsäure, Kalium, Vitamin C, Zink
Dill	Kalzium, Eisen, Mangan, Zink
Eichblattsalat	Kalzium, Eisen, Kalium, Magnesium, Phosphor, Vitamin A, Vitamin B, Vitamin C, Vitamin E
Eisbergsalat	Kalzium, Eisen, Kalium, Magnesium, Vitamin A, Zink
Endiviensalat	Eisen, Kalium, Vitamin A
Feldsalat	Eisen, Fluor, Folsäure, Jod, Kalium, Vitamin A, Zink
Friséesalat	Kalzium, Eisen, Vitamin B, Vitamin C
Gartenkresse	Kalzium, Eisen, Kalium, Magnesium, Mangan, Vitamin C
Ingwer	Eisen, Kalium, Magnesium, Phosphor
Kapern, frisch	Eisen, Mangan
Kapuzinerkresse	Kalzium, Eisen, Vitamin C
Kerbel	Kalzium, Eisen, Kalium, Vitamin A
Kopfsalat	Mangan, Vitamin E, Vitamin K
Liebstöckel	Eisen, Zink
Lollo Bionda/Lollo Rosso	Kalzium, Folsäure, Kalium, Jod, Kupfer, Magnesium, Mangan, Selen, Vitamin B, Vitamin C, Zink
Löwenzahn	Kalzium, Eisen, Kalium, Mangan
Majoran	Eisen
Meerrettich	Eisen, Kalium
Oregano	Eisen, Vitamin C, Zink
Petersilie	Kalzium, Eisen, Kalium, Kupfer, Mangan, Silizium, Vitamin K, Zink
Pfefferminze	Vitamin A, Vitamin B, Vitamin C, Vitamin D, Vitamin E
Radicchio	Eisen, Mangan

Lebensmittel	Enthaltene Vitalstoffe
Romanasalat	Eisen, Kalium, Mangan, Vitamin C, Vitamin E
Rosmarin	Eisen
Rucola	Kalzium, Eisen, Kalium
Safran	Eisen, Kalium, Mangan, Zink
Salbei	Eisen
Sauerampfer	Eisen, Kalium, Magnesium, Zink
Schnittlauch	Eisen, Vitamin K, Zink
Thymian	Eisen
Zitronenmelisse	Eisen, Vitamin C, Zink

PILZE

Lebensmittel	Enthaltene Vitalstoffe
Austernpilz	Vitamin B
Champignon	Eisen, Jod, Kalium, Kupfer, Vitamin B, Vitamin D
Egerling	Eisen, Jod, Kalium, Kupfer
Kräuterseitling	Eisen, Fluor, Kalium, Kupfer
Morchel	Eisen, Fluor, Jod, Kalium, Kupfer, Mangan, Vitamin D
Mu-Err-Pilz	Eisen, Kalium, Kupfer, Mangan
Pfifferling	Eisen, Fluor, Kalium, Kupfer, Mangan, Vitamin A, Vitamin B, Vitamin D
Shiitake	Eisen, Kalium, Kupfer
Steinpilz	Eisen, Fluor, Jod, Kalium, Kupfer, Vitamin B, Vitamin D
Trüffel	Eisen, Fluor, Jod, Kalium, Kupfer, Mangan

KALT GEPRESSTE PFLANZENÖLE

Lebensmittel	Enthaltene Vitalstoffe
Aprikosenkernöl	Ungesättigte Fettsäuren, Vitamin E
Avocadoöl	Ungesättigte Fettsäuren, Vitamin E
Distelöl	Ungesättigte Fettsäuren, Vitamin E
Erdnussöl	Ungesättigte Fettsäuren, Vitamin E
Hanföl	Ungesättigte Fettsäuren, Vitamin E

Lebensmittel	Enthaltene Vitalstoffe
Haselnussöl	Ungesättigte Fettsäuren, Vitamin E
Kürbiskernöl	Ungesättigte Fettsäuren, Vitamin E
Leinöl	Ungesättigte Fettsäuren (vor allem Omega-3-Fettsäuren), Vitamin E
Macadamiaöl	Ungesättigte Fettsäuren, Vitamin E
Mandelöl	Ungesättigte Fettsäuren, Vitamin E
Olivenöl	Ungesättigte Fettsäuren, Vitamin E
Rapsöl	Ungesättigte Fettsäuren, Vitamin E
Sesamöl	Kalzium, ungesättigte Fettsäuren, Vitamin E
Sonnenblumenöl	Magnesium, ungesättigte Fettsäuren, Vanadium, Vitamin E
Traubenkernöl	Ungesättigte Fettsäuren, Vitamin E
Walnussöl	Ungesättigte Fettsäuren, Vitamin E
Weizenkeimöl	Ungesättigte Fettsäuren, Vitamin E

SAMEN UND NÜSSE

Lebensmittel	Enthaltene Vitalstoffe
Aprikosenkerne	Kalzium, Eisen, Magnesium, Mangan
Hanfsamen	Kalzium, Eisen, Magnesium
Kokos, -milch (frisch)	Kupfer, Zink, Vitamin E
Kürbiskerne (auch Mus)	Eisen, Kupfer, Magnesium, Mangan, Vitamin E
Leinsamen	Eisen, Magnesium, Mangan, Vitamin E
Macadamianusskerne	Magnesium, Mangan
Mandeln (auch Mus)	Kalzium, Eisen, Magnesium, Mangan, Vitamin E
Mohnsamen	Eisen, Kupfer, Magnesium, Mangan, Zink
Paranusskerne	Eisen, Kupfer, Zink, Vitamin E
Pistazienkerne	Eisen, Magnesium, Zink
Sesam, -salz (Gomasio)	Kalzium, Eisen, Kupfer, Magnesium, Mangan, Zink
Sonnenblumenkerne	Eisen, Kupfer, Magnesium, Mangan, Vitamin E, Zink
Tahin (Sesampaste)	Kalzium, Eisen, Kupfer, Magnesium, Mangan, Zink
Walnusskerne, frisch	Fluor, Magnesium, Mangan
Zedernnusskerne	Eisen, Jod, Magnesium, Mangan, Vitamin B

DIE BASENFASTEN-BASICS

Am besten beginnen Sie vier Tage vor dem Basenfasten mit Ihren Vorbereitungen. In dieser Zeit können Sie Ihren Körper, Ihren Geist und Ihre Küche nach und nach auf die basische Lebensweise einstimmen.

Motivation: 100 Prozent basisch

Die beste Voraussetzung für das erfolgreiche Basenfasten ist Ihre Motivation. Besonders hilfreich ist es, wenn Sie sich eine basische Umgebung schaffen. Sorgen Sie dafür, dass alle Säurebildner wie Fleisch, Wurst, Käse und andere Milchprodukte sowie Brot und Süßigkeiten aus Ihrem Blickfeld verschwinden. Umgeben Sie sich nur noch mit basischen Lebensmitteln. Besonders ansprechend ist es, wenn Sie sich dekorative Töpfe mit frischen Kräutern auf die Fensterbank oder den Balkon stellen. Platzieren Sie in der Küche oder im Esszimmer eine große Schale mit farbenfrohem Obst. So bekommen Sie Appetit. Wenn Sie die Keimlinge für den Salat oder das Müsli selbst ziehen wollen, sollten Sie dekorative Gläser mit Gestell verwenden, die sich gut auf der Fensterbank machen (siehe Bezugsquellen Seite 123).

Richtig trinken

Wenn Sie vier Tage vor Beginn des Basenfastens den Kaffeekonsum einschränken oder besser noch ganz einstellen, kommen Sie ab dem ersten Basenfasten-Tag in den Genuss des Basenfasten-Effekts. Dieser Verzicht gilt übrigens auch für schwarzen Tee, grünen Tee und Matetee. Die meisten Menschen reagieren auf den Entzug von Koffein mit Kopfschmerzen oder Kreislaufschwäche. Beginnen Sie auch schon damit, täglich 2,5 bis 3 Liter Wasser oder Kräutertee zu trinken, wenn Sie zu den Menschen gehören, die im Hinblick auf die Flüssigkeitsaufnahme normalerweise eher sparsam sind.

Den Darm reinigen

Zwei bis drei Darmreinigungen während der Basenfasten-Woche unterstützen die Entgiftungswirkung erheblich. Falls Sie das Gefühl haben, dass Ihre Verdauung bestens funktioniert und eine Darmreinigung nicht nötig ist, raten wir dennoch dazu, den Darm zumindest zu Beginn der Kur einmal zu reinigen.

Wenn Sie zum ersten Mal mit diesem Thema in Berührung kommen, empfehlen wir den Einlauf mit Irrigator. Wenn Sie es etwas angenehmer haben und dafür auch etwas investieren möchten, suchen Sie einen Colon-Hydro-Therapeuten auf. In Deutschland und der Schweiz werden Darmspülungen von Ärzten und Heilpraktikern angeboten. In Österreich sind Darmspülungen nur in einigen Arztpraxen, Kliniken und Basenfasten-Hotels möglich. Wir haben inzwischen fast 25 Jahre Erfahrung damit und haben in dieser Zeit oft erlebt, dass die Teilnehmer unserer Basenfasten-Programme nach der Darmspülung erstmals spürten, wie wunderbar leicht sich ein gut geleerter Darm anfühlt.

KEIN GLAUBERSALZ FÜR NEULINGE

Bekannt ist auch die Darmreinigung mit Glauber- oder Bittersalz. Neulingen raten wir allerdings davon ab, wenn der Darm vorgeschädigt ist oder sie bislang immer zu wenig getrunken haben. Bei Darmproblemen kann es – vor allem in Verbindung mit Unverträglichkeiten und Entzündungen – zu Reizungen der Darmschleimhaut oder Völlegefühl und Blähungen kommen. Wenn jemand grundsätzlich nicht genügend trinkt, hält der Körper das mit dem Glaubersalz zugeführte Wasser zurück. Es reicht dann nicht aus, um eine Darmentleerung herbeizuführen. Der Einlauf ist deshalb besonders für Anfänger die sicherste und unproblematischste Methode der Darmreinigung.

DIE DARMFLORA BLEIBT ERHALTEN

Vermutlich haben Sie schon einmal gehört, dass Einläufe die Darmflora schädigen können und man die verloren gegangenen Bakterien sofort ersetzen sollte. Das ist zum Glück nicht der Fall, da die Spülung nicht mit Hochdruck, sondern sehr sanft erfolgt. Im menschlichen Körper, aber auch auf der Haut und den Schleimhäuten leben unzählige Bakterien, die sich immer wieder auf natürliche Weise erneuern. So wird auch beim täglichen Zähneputzen die Mundflora nicht zerstört und es müssen keine Bakterien ersetzt werden. Am Nutzen der Mundhygiene zweifelt niemand und auch die Darmhygiene hat ihren Sinn – besonders im Rahmen von Fasten- oder Basenfasten-Kuren.

SO FUNKTIONIERT DER EINLAUF MIT DEM IRRIGATOR

Für einen Einlauf benötigen Sie einen Irrigator. Er ist als Plastikbehälter oder -beutel in Apotheken oder Sanitätshäusern erhältlich.

- Legen Sie ein Badetuch auf den Boden des Badezimmers.
- Füllen Sie den Irrigator mit 36 bis 37 °C warmem Wasser und legen Sie sich mit der linken Körperseite auf das Tuch.
- Fetten Sie das Einführrohr mit etwas Vaseline oder einer anderen unparfümierten Fettcreme und führen Sie es wenige Zentimeter in den After ein.
- Öffnen Sie den Zulaufhahn des Irrigators und lassen Sie das warme Wasser langsam in den Darm laufen, bis Sie einen Abwehrdruck spüren. Das kann anfangs schon nach kurzer Zeit der Fall sein.
- Schließen Sie den Zulaufhahn des Irrigators, entfernen Sie das Einführrohr und gehen Sie auf die Toilette.
- Wiederholen Sie diesen Vorgang so oft, bis sich Ihr Darm angenehm leer anfühlt. Die ideale Gesamteinlaufmenge beträgt zwischen 2 und 3 Liter.

Unser Tipp: Sie können die Wirkung des Einlaufs unterstützen, indem Sie den Bauch vom Blinddarm aus mit leichten, kreisenden Bewegungen zum Enddarm hin massieren.

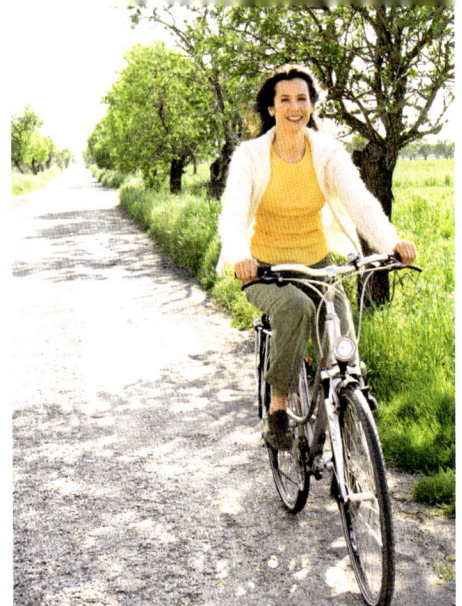

Bewegung an der frischen Luft erhöht die Sauerstoffaufnahme und kurbelt so den Stoffwechsel an.

Basische Bewegung

Bewegung ist das A und O für die Gelenke. Allerdings sollte die Bewegung möglichst gelenkschonend sein. Optimal sind Sportarten wie Schwimmen und Radfahren, aber auch Yoga und Pilates. Am besten, Sie beginnen während des Basenfastens damit, sich jeden Tag mindestens 45 Minuten zu bewegen. Bauen Sie Bewegung in einem ähnlichen Umfang anschließend auch in Ihren Alltag ein. Wenn Sie aufgrund Ihrer Erkrankung in Ihrer Bewegungsfähigkeit eingeschränkt sind oder Schmerzen haben, sollten Sie sich für eine Form der Bewegung entscheiden, die Ihnen dennoch problemlos möglich ist. Lassen Sie sich dabei von Ihrem Physiotherapeuten beraten und unterstützen.

Guter Schlaf ist wichtig

Das richtige Verhältnis von Bewegung und Erholung trägt wesentlich zur Gesundheit bei. Schlaf ist eine der einfachsten und wirkungsvollsten Methoden der Erholung und Regeneration – aber nicht nur das. Denn alle reden vom Entgiften, aber kaum einer macht sich bewusst, wie wichtig der nächtliche Schlaf dabei ist. Nachts arbeitet unser Stoffwechsel auf Hochtouren. Er baut Stoffwechselprodukte ab und um, um sie für den Körper unschädlich zu machen oder sie über Stuhl und Urin ausscheiden zu können. Wer zu wenig schläft, gibt dem Körper nicht genügend Zeit für diese Entsorgungsarbeit. Manche Menschen sagen: »Mir reichen fünf bis sechs Stunden Schlaf.« Ihr Körper dürfte das anders sehen. Die Zeit des Basenfastens ist eine gute Gelegenheit, sich daran zu gewöhnen, wieder länger zu schlafen.

Stress abbauen mit Massagen

Die meisten Menschen haben einen belastenden Alltag und wissen aus eigener leidvoller Erfahrung, dass dies zu muskulären Verspannungen führen kann. Das Basenfasten soll nicht nur Darm und Stoffwechsel, sondern den ganzen Menschen entlasten.
Eine Massage ist eine besondere Wohltat für Körper und Geist. Gönnen Sie sich eine klassische Massage, eine Massage mit Aromaölen oder eine ayurvedische Massage – ganz nach Ihren Vorlieben. Auch dies hat eine günstige Wirkung auf die Basenfasten-Kur.

DIE 10 WACKER-REGELN

Das beste basische Essen nützt nur wenig, wenn man es hinunterschlingt und die Rohkost am Abend isst. Daher möchte ich Ihnen meine sogenannten »Wacker-Regeln« ans Herz legen. Sie erklären ganz genau, was man beim Basenfasten tun und was man lieber lassen sollte. Sie sind ein wichtiger Bestandteil des Programms, tragen dazu bei, die Basenfasten-Mahlzeiten noch bekömmlicher zu machen, und sorgen für eine bessere Verwertung der Nahrung.

Regel 1: Essen Sie Rohkost nur, wenn sie verträglich ist!

Wenn man Obst und Gemüse roh verzehrt, ist das ideal, da anders als bei der gekochten Nahrung keine Vitalstoffe verloren gehen. Damit der Körper die enthaltenen Nährstoffe auch nutzen kann, muss er die Nahrung zunächst einmal verdauen. Doch gerade die Verdauung wird in den letzten Jahrzehnten für viele Menschen immer mehr zum Problem. Wir leben in einer Zeit, in der wir immer mehr Nahrungsmittel verzehren, die aufgrund ihrer Herstellung und Verarbeitung das Verdauungssystem schwächen.
Wenn Sie also wissen, dass Sie einen empfindlichen Darm haben oder mit Lebensmittelallergien oder -unverträglichkeiten kämpfen, sollten Sie beim Verzehr von Rohkost Vorsicht walten lassen. Sie können die Basenfasten-Kur dann auch mit schmackhaften gekochten Gerichten gestalten.

Regel 2: Essen Sie Obst und rohes Gemüse nur bis 14 Uhr!

Vielleicht gehören Sie zu den Menschen, die Rohkost gut vertragen und auch abends noch Salat essen. In diesem Fall möchten wir Sie trotzdem auf die Empfehlung hinweisen, ab 14 Uhr keine Rohkost mehr zu verzehren, denn Obst und rohes Gemüse sind nachmittags schwerer verdaulich. Wir erleben in der Praxis häufig, dass sich auch vermeintliche Rohkosttypen besser dabei fühlen. Sie merken, dass sie ungekochte Nahrung doch nicht so gut vertragen, wie sie immer dachten. Vermeiden Sie es auch, Rohkost nach gekochten Mahlzeiten zu essen. Rohkost – vor allem Obst – und gekochte Kost haben unterschiedliche Verdauungszeiten, deshalb kann es leicht zu Blähungen kommen. Gerade wenn Obst nach einer warmen Mahlzeit gegessen wird, kommt es häufig zu Gärungsprozessen und Gasbildung, was sehr unangenehm sein kann.

Regel 3: Essen Sie spätestens um 18 Uhr zu Abend

Versuchen Sie, sich an diese Regel zu halten – auch wenn es Ihnen vielleicht schwerfällt. Es hat zum einen den Vorteil, dass Sie über Nacht eine sehr lange Essenspause haben. So kann der Körper in Ruhe seine Stoffwechselarbeit erledigen, ohne zu sehr mit der Verdauung beschäftigt zu sein. Ein anderer Vorteil ist, dass Sie mit leerem Magen meist auch besser schlafen.

Regel 4: Garen Sie das Gemüse möglichst schonend

Inzwischen hat es sich herumgesprochen: Wenn man Gemüse in Wasser kocht, gehen Vitalstoffe ins Kochwasser über und werden in den meisten Fällen dann auch damit weggeschüttet. Für den Körper sind sie damit leider verloren.

Die beste Möglichkeit, Gemüse möglichst schonend zu garen, ist der sogenannte »Gemüsedämpfer«. Dabei handelt es sich um einen Kochtopf mit einem Siebeinsatz und einem gut schließenden Deckel. Zum Dämpfen füllt man nur so viel Wasser in den Topf, dass das Gemüse im Sieb nicht damit in Berührung kommt und im Dampf gegart wird. Inzwischen werden auch elektrische Dampfgargeräte unterschiedlicher Preisklassen angeboten. In der Kochkiste oder im Vakuumgarer (»Sous-Vide«) lässt sich Gemüse ebenfalls schonend zubereiten. Beim Braten gilt die Devise: Braten Sie so selten und so kurz wie möglich. Verwenden Sie zum Braten desodorierte Olivenöl oder High-oleic-Öle.

Regel 5: Finden Sie Ihre persönliche Wohlfühl-Essmenge

Für die Portionsgrößen beim Basenfasten – und nach der Basenfasten-Kur – gilt: Essen Sie stets so wenig wie möglich und nicht mehr als nötig! Nach einer Mahlzeit sollten Sie sich zufrieden, aber nicht übersättigt zurücklehnen können. Sie sollten sich wohl, aber nicht träge fühlen.

Diese Wohlfühl-Essmenge ist individuell sehr verschieden. Da ist es nicht immer leicht, Mengenempfehlungen zu geben. Am besten, Sie finden selbst heraus, wie groß die Portionen sein sollten, aber übertreiben Sie es nicht mit dem Abwiegen und Kalorienzählen. Unser Tipp: Hören Sie auf zu essen, bevor Sie richtig satt sind. Das Sättigungsgefühl setzt meist nach einigen Minuten ein. Auf diese Weise entlasten Sie den Stoffwechsel.

UNSERE PORTIONEN

Unsere Basenfasten-Rezepte (**siehe Seite 83 ff.**) sind für zwei Personen berechnet. Dennoch kann es vorkommen, dass der eine oder die andere gelegentlich etwas mehr braucht, um satt zu werden. Zum Glück geht es nicht ums Kalorienzählen. Wer etwa morgens mehr Hunger hat, darf auch mehr essen. Für den Fall, dass Sie den Gelenken auch dadurch etwas Gutes tun wollen, dass Sie Gewicht reduzieren, sollten Sie sich aber an die vorgeschlagenen Portionen halten. Größere Nahrungsmengen sind auch mehr Arbeit und damit eine größere Belastung für das Verdauungssystem. Das Basenfasten ist eine gute Gelegenheit, neue Erfahrungen mit dem eigenen Essverhalten zu sammeln. Lassen Sie sich darauf ein!

Regel 6: Mischen Sie nicht zu viele Nahrungsmittel in einer Mahlzeit

Beachten Sie diese Regel besonders, wenn Sie einen empfindlichen Darm haben und nicht alle Lebensmittel vertragen. Völlegefühle und Blähungen kommen oft nicht von einzelnen Obst- oder Gemüsesorten, sondern von ungünstigen »wilden Mischungen«. Eines der Basenfasten-Ziele lautet Entlasten und Entlasten bedeutet auch, einfacher zu essen, nicht so viele verschiedene Nahrungsmittel zu kombinieren, weniger durcheinanderzuessen. Wenn Sie nur zwei oder drei Gemüsesorten wählen, haben Sie wesentlich mehr Geschmackserlebnisse, als wenn Sie fünf Sorten mischen oder mehr. Falls Sie vermuten, dass Sie die eine oder andere Obst- oder Gemüsesorte schlecht vertragen, finden Sie auf diese Weise auch leichter den Übeltäter.

Regel 7: Würzen Sie vorsichtig!

Beim Basenfasten müssen Sie auf Geschmack nicht verzichten. Sie können mit frischen und getrockneten Kräutern würzen und auch Keimlinge verleihen Geschmack. Die Schärfe von Chilischoten oder Kreuzkümmel kann die basische Küche ebenfalls bereichern.
Nur mit dem Salz sollten Sie sparsam umgehen, da sich Kochsalz ungünstig auf den Säure-Basen-Haushalt auswirkt. Sesamsalz (Gomasio) kann eine Alternative sein. Wenn Sie Ihr Essen bislang großzügig gesalzen haben, wird es ein wenig dauern, bis sich Ihre Geschmacksnerven an das neue Geschmackserlebnis gewöhnt haben. Halten Sie durch, es kommt Ihrer Gesundheit zugute!

Regel 8: Essen Sie keines der Gerichte, wenn Ihnen nicht danach ist

Diese Regel soll alle Menschen inspirieren, die nur eine vage Vorstellung davon haben, was ihr Körper gerade braucht. Viele haben ihr natürliches »Bauchgefühl« verloren. Nutzen Sie die Basenfasten-Woche, um sich täglich zu fragen, auf welches basische Gericht Sie gerade Appetit haben. Wenn Sie feststellen, dass Sie keine Lust auf ein klassisches Müsli haben, weil Sie morgens einfach kein Obst mögen, essen Sie stattdessen eine Suppe oder ein Gemüsegericht zum Frühstück. Auf diese Weise werden Sie allmählich ein Gespür dafür entwickeln, wonach Ihr Körper wirklich verlangt.

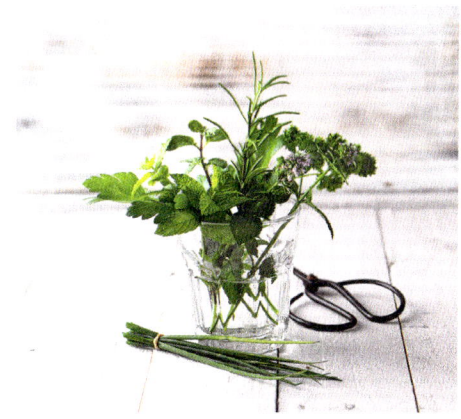

Aromabonus dank frischer Kräuter: Ein paar Töpfe auf der Fensterbank dienen als Erinnerung.

Regel 9: Essen Sie Obst und Gemüse im Verhältnis 1:4

Der menschliche Körper verdaut Obst wesentlich schneller als Gemüse. Außerdem hat Obst einen deutlich höheren Zucker- und Wasseranteil. Nach einer Obstmahlzeit bekommen Sie deshalb schnell wieder Hunger. Andererseits enthält Obst wertvolle Vitalstoffe und Enzyme und ist deshalb fester Bestandteil des Basenfastens. Hier gehört es in erster Linie zum basischen Frühstück.

Wir wissen aus der Praxis, dass viele Menschen diese Richtlinie ignorieren und oft aus Zeitmangel oder der Einfachheit halber mittags ebenfalls Obst oder Smoothies zu sich nehmen. Doch damit tun sie sich keinen Gefallen, denn der viele Fruchtzucker belastet die Leber und kann durch Gärprozesse im Darm Blähungen verursachen. Insgesamt sollte Obst nicht mehr als 20 Prozent der gesamten Nahrungsmittel ausmachen, die Sie am Tag verzehren. Dementsprechend sollte der Gemüseanteil bei 80 Prozent liegen. Denken Sie bitte auch daran, ausschließlich reifes Obst zu verzehren. Nur vollständig ausgereifte Früchte enthalten genügend Mineralstoffe, Spurenelemente, Vitamine, Enzyme und sekundäre Pflanzenstoffe; und nur sie werden basisch verstoffwechselt.

Übrigens: Im Sommer vertragen viele Menschen einen höheren Obstanteil als im Winter. Das mag daran liegen, dass der Stoffwechsel im Sommer grundsätzlich aktiver und die Verdauung insgesamt besser ist.

Regel 10: Kauen Sie gründlich

Die wenigsten Menschen planen heute noch genügend Zeit fürs Essen ein. Die Folge davon ist, dass auch das gründliche Kauen meist vernachlässigt wird. Die Bilanz sieht häufig so aus: Der Teller ist groß und voll, die Zeit knapp – und entsprechend schnell wird das Essen verschlungen. Allerdings haben wir zum Zerkleinern einer Mahlzeit nur unsere Zähne. Weder Magen noch Darm können die Nahrung mechanisch weiter klein machen. Gleichzeitig sind die Verdauungssäfte in Magen und Darm darauf angewiesen, dass der Speisebrei bereits gut vorbereitet – also püriert – ankommt. Nur so kann die Nahrung optimal verwertet werden. Ein Vitalstoffmangel muss also nicht zwangsläufig daran liegen, dass zu wenige Nährstoffe zugeführt werden. Möglich ist auch, dass die Nahrung nicht richtig aufgeschlossen werden kann, weil sie nicht richtig gekaut wurde.

Bemühen Sie sich während des Basenfastens darum, gründlich zu kauen. Versuchen Sie, diese Regel auch im Alltag zu beherzigen. Probieren Sie zum Einstieg die folgende Übung: Nehmen Sie einen etwa zwei Zentimeter dicken Apfelschnitz. Versuchen Sie nun, ihn mindestens 30-mal zu kauen. Fortgeschrittene schaffen 60- bis 80-mal!

Das gründliche Kauen hat einen weiteren erfreulichen Nebeneffekt: Um die Nahrung gründlich zu zerkleinern, brauchen Sie Kraft und Zeit. Dadurch essen Sie automatisch weniger und werden schneller satt.

IHR BASENFASTEN-PROGRAMM

Die Vorbereitungen sind getroffen: Sie wissen ganz genau, wie Ihr Einkaufszettel und Ihre Vorratskammer auszusehen haben. Sie kennen die Basenfasten-Basics und die 10 Wacker-Regeln, die das Programm zum Erfolg machen. Jetzt kann es losgehen!

ERNÄHRUNG

Frühstück
Morgens haben Sie die Wahl zwischen basischem Müsli, einer Variante des klassischen Müslis mit Obst und Erdmandelflocken, sättigendem Porridge (roh oder gekocht) oder einem leichten Smoothie (**siehe Seite 84 ff.**).

Mittagessen
Mittags können Sie grundsätzlich zwischen Rohkost oder einer gekochten Mahlzeit wählen. Es gibt entweder einen bunten Salat, ein rohes oder ein gekochtes Gemüsegericht (**siehe Seite 90 ff.**).

Abendessen
Abends stehen eine Gemüsesuppe oder ein gekochtes Gemüsegericht auf dem Speiseplan (**siehe Seite 102 ff.**).

Zwischenmahlzeiten
Während des Basenfastens sollten Sie Zwischenmahlzeiten möglichst vermeiden. Falls Sie doch einmal einen kleinen Snack brauchen, bieten sich basische Nüsse, Mandeln, Trockenfrüchte oder ungefärbte Oliven an.

UNTERSTÜTZENDE MASSNAHMEN

Getränke
Trinken Sie 2,5 bis 3 Liter warmes oder kaltes Quellwasser am Tag (**siehe Seite 68 f.**). Sie können auch stark verdünnten Kräutertee (**siehe Seite 70 f.**) und morgens 1 bis 2 Tassen Ingwertee trinken.

Darmreinigung
Die Entlastung des Darms ist unverzichtbarer Bestandteil des Basenfastens. Reinigen Sie ihn jeden zweiten oder dritten Tag mit Einlauf, Colon-Hydro-Therapie oder Glaubersalz (**siehe Seite 46 f.**).

Bewegung
Unterstützen Sie Ihren Stoffwechsel mit ein wenig Sport: Versuchen Sie, sich jeden Tag 30 bis 45 Minuten zu bewegen. Als körperliche Betätigung eignen sich Gehen, Walken, Joggen oder Schwimmen.

Erholung
Achten Sie darauf, dass Sie nachts ausreichend schlafen, und vertiefen Sie die Erholung mit Entspannungsübungen.

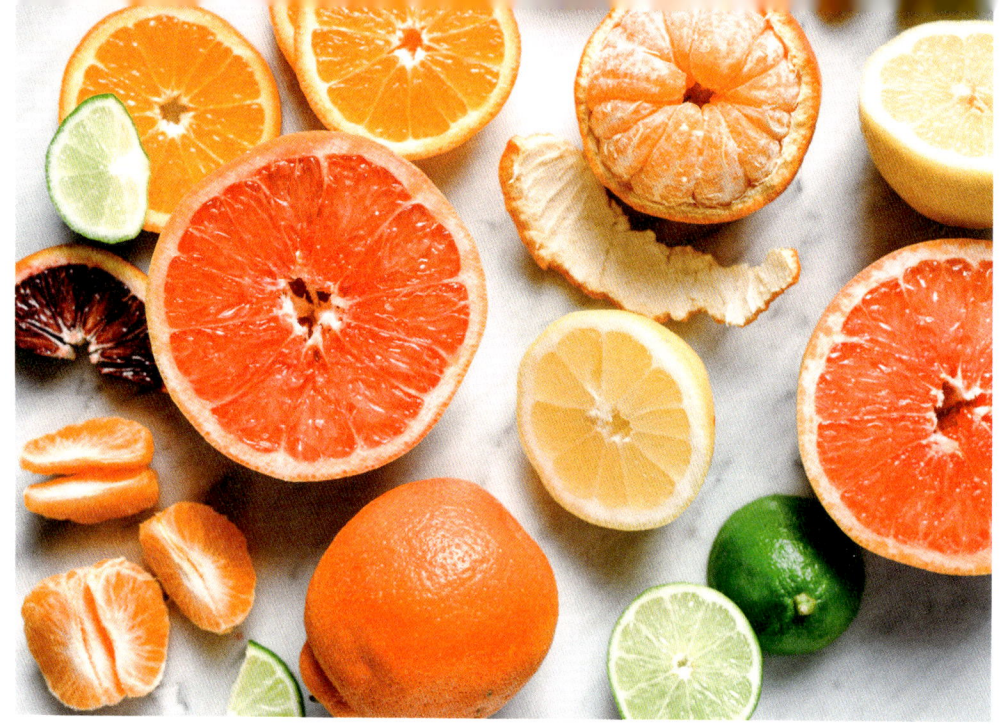

UNTERSTÜTZUNG FÜR DIE GELENKE

Für Sie – und für uns – steht bei diesem Basenfasten-Programm die Gesundheit der Gelenke im Vordergrund. Eine ausgewogene Ernährung mit Vitaminen und Mineralstoffen (Mengen- und Spurenelementen) sowie sekundären Pflanzenstoffen spielt eine wichtige Rolle dabei. Sollte bei Ihnen ein Mangel an Mikronährstoffen vorliegen, zeigen wir Ihnen, wie Sie ihn mithilfe besonders vitamin- und mineralstoffreicher Nahrungsmittel schneller beheben können. Sie erfahren, welche Schüßler-Salze sich günstig auf die Gelenke auswirken können, welchen Einfluss die innere und äußere Anwendung von Wasser auf die Gelenke haben kann, was Sie mit Kräutertees und ausgewählten Gewürzen bewirken können, und welchen Nutzen althergebrachte Hausmittel wie Wickel entfalten können.

VITAMINE

Die Vitamine gehören zu den Mikronährstoffen oder Vitalstoffen. Es handelt sich dabei um organische Substanzen, die der Körper für viele lebenswichtige Aufgaben benötigt. Die folgenden Vitamine spielen beim Aufbau und beim Erhalt gesunder Knochen und Gelenke eine besondere Rolle.

Vitamin C

Vitamin C erfüllt im Körper zahlreiche Aufgaben. Dieses wasserlösliche Antioxidans:

- wirkt entzündungshemmend.
- senkt das Gichtrisiko.
- stärkt die Kollagensynthese im Knorpelgewebe.
- unterstützt das Immunsystem.
- fördert die Aufnahme von Eisen im Körper.
- unterstützt die Kontrolle des Histaminspiegels (zum Beispiel bei Allergien).
- hemmt die Bildung krebserregender Nitrosamine.
- unterstützt die Wundheilung.

Da der menschliche Körper nicht in der Lage ist, das benötigte Vitamin C selbst herzustellen, müssen wir diesen wichtigen Vitalstoff in ausreichender Menge über die Nahrung zuführen. Die empfohlene tägliche Zufuhr beträgt etwa 100 Milligramm.

Gemüsesorten mit viel Vitamin C sind Blumenkohl, Brokkoli, Brunnenkresse, Fenchel, Gartenkresse, Gemüsepaprika, Grünkohl, Löwenzahnblätter, Meerrettich, Postelein (Winterportulak), Rosenkohl und Sommerportulak.

Beim Obst enthalten besonders die verschiedenen Beeren, aber auch die Zitrusfrüchte viel Vitamin C: Acerola, Ebereschenbeere (Vogelbeere), Erdbeere, Grapefruit, Kiwi, Papaya, Orange, Schwarze Johannisbeere und Zitrone. Den höchsten Gehalt haben Sanddorn und Hagebutte.

Eine hervorragende Vitamin-C-Quelle, die man keineswegs vergessen sollte, sind Kräuter und Wildpflanzen wie Barbarakraut (Winterkresse), Breitwegerich, Brennnessel, Brunnenkresse, Gartenkresse, Gartenmelde, Giersch, Gundermann, Guter Heinrich, Kapuzinerkresse, Petersilie, Sauerampfer, Scharbockskraut, Schnittlauch, Spitzwegerich, Vogelmiere, weiße Taubnessel, Wiesenknöterich oder wilde Malve.

Bei der Verarbeitung Vitamin-C-reicher Nahrungsmittel ist zu bedenken, dass beim Erhitzen ein Teil dieses Vitalstoffs verloren geht. Sie sollten deshalb zumindest teilweise roh verzehrt werden – aber nicht nach 14 Uhr (siehe Seite 49).

Vitamin D

Das ebenfalls fettlösliche Vitamin D fördert den Einbau von Kalzium in die Knochen. Der Körper kann es einerseits mithilfe von Sonnenlicht in der Haut selbst bilden, andererseits auch über die Nahrung aufnehmen. Die empfohlene tägliche Zufuhr beträgt 20 Mikrogramm. Wichtigster Lieferant in einer basenreichen Ernährung ist fetter Fisch wie Hering, Lachs und Makrele.

Im Bereich der vegetarischen Ernährung kann man Vitamin D in Pilzen finden. Der enthaltene Anteil kann den Bedarf allerdings nicht vollständig decken.

Bei einem nachgewiesenen Vitamin-D-Mangel, einer Abneigung gegen Fisch oder einer vegetarischen Ernährung sollte mit dem Arzt die Einnahme eines Vitamin-D-Präparats abgestimmt werden.

Vitamin E

Vitamin E gehört ebenfalls zur Gruppe der fettlöslichen Vitamine. Es ist ein wichtiges Antioxidans und schützt vor entzündlichen Prozessen im Körper. In Verbindung mit Vitamin C bewahrt es die Zellen vor freien Radikalen und der Zerstörung ihrer Membranen.

Die empfohlene tägliche Zufuhr beträgt 12 Milligramm. Pflanzliche Öle sind besonders gute Vitamin-E-Quellen. Weizenkeimöl kann mit dem höchsten Anteil aufwarten, gefolgt von Sonnenblumen- und Olivenöl. Auch Fisch, Erdnüsse, Haselnüsse, Mandeln und Paranüsse sind reich an Vitamin E.

Vitamin K

Die fettlöslichen K-Vitamine werden in K_1 (Phyllochinon) und K_2 (Menachinon) eingeteilt. Vitamin K_1 ist hauptsächlich in Pflanzen zu finden. Vitamin K_2 wird im Darm von Bakterien produziert. Die K-Vitamine sind für die Blutgerinnung, aber auch für einen gesunden Knochenstoffwechsel wichtig. Sie wirken unter anderem am Knochenaufbau mit. Da Vitamin K_2 im Dünndarm hergestellt und aufgenommen wird, ist für eine ausreichende Versorgung eine gesunde Darmflora wichtig (**siehe Seite 12**). Die empfohlene tägliche Zufuhr beträgt 75 Mikrogramm.

Vitamin-K-haltige Nahrungsmittel sind grüne Gemüse (Brokkoli, Rosenkohl, Spinat), Sauerkraut, Weizenkeime, aber auch Fleisch und Sonnenblumenöl. Obst enthält nur geringe Mengen davon. Bitte beachten Sie: Falls Sie blutverdünnende Medikamente wie Marcumar einnehmen müssen, sprechen Sie bitte mit Ihrem Arzt über Ihre Ernährung.

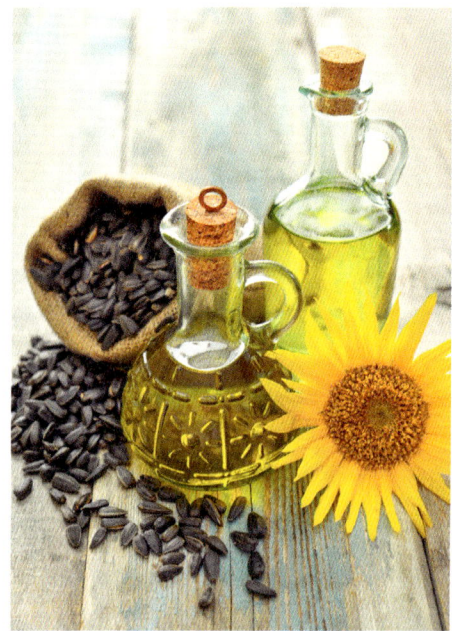

Hochwertige kalt gepresste Pflanzenöle unterstützen die Aufnahme fettlöslicher Vitamine im Körper.

MINERALSTOFFE: MENGEN- UND SPURENELEMENTE

Mineralstoffe sind lebensnotwendige nichtorganische Vitalstoffe. Auch sie können vom menschlichen Körper nicht selbst synthetisiert werden und müssen deshalb von außen zugeführt werden.

Mineralstoffe, die in größeren Mengen benötigt werden, werden als Mengenelemente bezeichnet. Zu den Mengenelementen gehören Kalzium, Kalium, Magnesium, Natrium, Schwefel und Phosphor. Spurenelemente sind Mineralstoffe, die in eher geringen Mengen benötigt werden. Zur Gruppe der Spurenelemente zählen Eisen, Zink, Selen und Mangan. Viele Mineralstoffe sind wichtige Bestandteile der Knochen und darüber hinaus am Säure-Basen-Haushalt beteiligt.

Kalium

Kalium ist das wichtigste Mineral für einen ausgeglichenen Säure-Basen-Haushalt. 98 Prozent davon sind in unseren Zellen zu finden. Allerdings strömt es bei Übersäuerung aus den Zellen heraus. Kalium ist auch an der Nerven- und Muskelerregung beteiligt und kann ein Faktor bei Herzrhythmusstörungen sein. Die empfohlene tägliche Zufuhr liegt bei 2 000 Milligramm.

Kaliumreiche Lebensmittel sind vor allem Avocado, Banane, Brokkoli, Feige, Fenchel, Grünkohl, Himbeere, Kartoffel, Leinsamen, Nüsse, Rosenkohl, Sonnenblumenkerne, Spinat und Trockenobst.

Kalzium

Kalzium ist das wichtigste Mineral im Knochenstoffwechsel. Die Kalziumaufnahme findet im Dünndarm statt. Etwa ein Kilogramm Kalzium ist in den Knochen eingelagert und dient zudem als Säure-Basen-Puffer. Für den Einbau in die Knochen sind auch Vitamin D, Magnesium und Phosphor wichtig. Bei einer sehr eiweißlastigen Ernährung kann es zu einem Kalziummangel kommen. Die empfohlene tägliche Zufuhr beträgt 800 Milligramm. Kalziumreiche Lebensmittel sind Amarant, Breitwegerich, Brennnessel, getrocknete Feigen, Mandeln, Petersilie und Sesam.

Natrium

Natrium gehört zu den Basen und spielt eine wichtige Rolle im Säure-Basen-Haushalt. Es sollte nicht mit Kochsalz oder Natriumchlorid (NaCl) verwechselt werden. Wer öfter eine Fastenkur macht, kennt meist auch eine weitere Natriumverbindung: das Glaubersalz oder Natriumsulfat.

Natrium befindet sich vor allem im Blut und in der extrazellulären Flüssigkeit (der Flüssigkeit außerhalb der Zellen). Aber ungefähr 40 Prozent des im Körper vorhandenen Natriums steckt im Knochen- und Knorpelgewebe. Natrium wird unter anderem für die Übertragung von Nervenimpulsen, die aktive Stoffwechselleistung und die Regulation des Wasserhaushalts benötigt. Es wird ausschließlich im Darm aufgenommen und hauptsächlich über die Nieren wieder ausgeschieden.

WIE HOCH IST UNSER NATRIUMBEDARF?

Natrium aus verarbeiteten Lebensmitteln wird zu 90 Prozent in Form von Kochsalz aufgenommen. Der durchschnittliche Tagesbedarf eines Erwachsenen an Kochsalz liegt bei 2 bis 3 Gramm. 1 Gramm Kochsalz (etwa 1 Teelöffel) enthält 0,4 Gramm Natrium. Mit einem Teelöffel Kochsalz hätte man die Tagesmenge an Natrium bereits abgedeckt, sofern man salzarm essen möchte oder diese Empfehlung aus gesundheitlichen Gründen bekommen hat.

Natriumreiche Lebensmittel sind Äpfel, Artischocken, Goji-Beeren, Knollensellerie, Kokosnuss, Kumquat, Mango, Mangold, Möhren, Rote Beten, Spinat und Süßkartoffeln.

Magnesium

Magnesium ist neben Kalzium ein wichtiger Knochenbestandteil und dient zum Beispiel zum Aufbau von Knochensubstanz. Es unterstützt die Regulierung des Kalium- und Kalziumstoffwechsels und ist am Säure-Basen-Haushalt beteiligt. Die empfohlene tägliche Zufuhr beträgt 375 Milligramm.
Magnesiumreiche Lebensmittel sind Kürbiskerne, Leinsamen, Sesam, Sommerportulak, Sonnenblumenkerne, Weizenkeimlinge sowie alle weiteren Sprossen.

Phosphor

Phosphor ist ein anorganisches Mineral und fungiert als wichtiger Säurepuffer im menschlichen Säure-Basen-Haushalt. 85 Prozent des Phosphors im Körper sind in Knochen und Zähnen gebunden. Das macht ihn für eine ausgeglichene Mineralisierung der Knochen unentbehrlich. In der Verbindung mit Kalzium ist er ihr vorherrschender Bestandteil. Die empfohlene tägliche Phosphorzufuhr beträgt 700 Milligramm.

Über die Nahrung wird Phosphor in Form von Phosphat aufgenommen. Phosphate sind Salze der Phosphorsäure und werden auch Fertigprodukten oder Erfrischungsgetränken zugesetzt. Eine hohe Phosphatzufuhr kann einen Kalziummangel verursachen, da Phosphat Kalzium bindet und so seine Aufnahme behindert.

Phosphor wird mithilfe von Vitamin D und einem Hormon der Nebenschilddrüse (Parathormon) im Darm aufgenommen. Ist die Aufnahme gestört, kann es zu Problemen beim Knochenaufbau kommen. Einen Phosphormangel findet man jedoch selten. Eine übermäßige Aufnahme von Phosphor hingegen wird mit Erkrankungen der Nieren, der Nebenschilddrüsen sowie mit einer Aufmerksamkeitsdefizit-/Hyperaktivitätsstörung (ADHS) in Verbindung gebracht.

Phosphorreiche Lebensmittel für die basische Ernährung sind alle Obst- und Gemüsesorten sowie Hülsenfrüchte, Vollkorngetreide, Weizenkeime und Nüsse.

Schwefel

Der Schwefel ist ein sehr wichtiger Mineralstoff für den Menschen. Er ist am Eiweißstoffwechsel beteiligt, ist Bestandteil unserer Aminosäuren und damit im ganzen Körper zu finden – in Bindegewebe, Knorpel, Haaren und Nägeln. Schwefel findet sich außerdem in den Vitaminen B_1 (Thiamin) und B_7 (Biotin) und spielt eine wichtige Rolle bei der Entgiftung der Leber. Bei Arthrose wird unter anderem die Einnahme von organischem Schwefel in Form von MSM (Methylsulfonylmethan) empfohlen (siehe Seite 75).

Schwefelhaltige pflanzliche Lebensmittel sind Bärlauch, Knoblauch, Meerrettich, Raps, Zwiebeln und Nüsse. In tierischem Eiweiß ist etwas mehr davon enthalten.

Eisen

Mit dem Eisen verlassen wir den Bereich der Mengenelemente und kommen in den Bereich der Spurenelemente. Eisen ist das wohl wichtigste Spurenelement für den menschlichen Körper. Es ist an der Blutbildung beteiligt und dient der Sauerstoffversorgung der Zellen. Rote Blutkörperchen transportieren Eisen und Sauerstoff zu unseren Zellen. Eisen wirkt zudem entzündungshemmend und wird in der Kombination mit Vitamin C besser im Körper aufgenommen.

Bei einem Eisenmangel können Müdigkeit, Schwäche und Infektanfälligkeit die Folge sein. Ein Eisenmangel kann viele Ursachen haben: Da wären zum einen Fehler bei der Ernährung sowie das ungenügende Kauen der Nahrung und eine verminderte Aufnahme im Magen-Darm-Trakt. Ein Mangel kann durch starke Blutungen und schnelles Wachstum entstehen, aber auch die Einnahme von Schmerz- und Rheumamitteln kann dazu führen, dass zu wenig von diesem wichtigen Spurenelement im Körper ist. Die empfohlene tägliche Zufuhr beträgt 14 Milligramm. Man findet Eisen in Lebensmitteln wie Amarant, getrockneten Aprikosen, Haferflocken, Kichererbsen, Kürbiskernen, Leinsamen, getrockneter Minze, Petersilie, Pfifferlingen, Pistazien, Sesam, Sonnenblumenkernen und Wildkräutern (wie Brennnesseln).

EISENWUNDER SESAM UND KICHERERBSEN

Fleisch und Innereien liefern nicht zwangsläufig mehr Eisen als pflanzliche Nahrungsmittel. Hier ein paar Zahlen zum Vergleich: 100 Gramm Sesam enthalten 10 Milligramm Eisen, aber in 100 Gramm Schweinefleisch finden sich nur knapp 2 Milligramm davon. Auch Kichererbsen können mit sehr viel Eisen aufwarten. 100 Gramm getrocknete Kichererbsen enthalten 6,1 Milligramm Eisen – mehr als dreimal so viel wie Hühnerfleisch (1,6 Milligramm) und mehr als doppelt so viel wie Rindfleisch (2,6 Milligramm).

Selen

Das Spurenelement Selen muss ebenfalls über die Nahrung zugeführt werden. Es ist wichtig für das Immunsystem, unterstützt die körpereigene Entgiftung und wird im Stoffwechsel der Schilddrüse benötigt. Selen lindert Entzündungsprozesse und schützt vor freien Radikalen, die im Körper zum Beispiel infolge von Umweltbelastungen oder Zigarettenrauch entstehen (siehe Seite 13).

Bei den rheumatischen Erkrankungen kann sich ein Selenmangel in Form von Knochenschmerzen, Muskelschwäche und -schmerzen bemerkbar machen. Die empfohlene tägliche Zufuhr beträgt 55 Mikrogramm.

Gute basische Selenlieferanten sind Knoblauch und Paranüsse. In der basenreichen Ernährung findet man Selen in Fleisch, Seefisch und Eiern.

Zink

Nach Eisen ist Zink das zweitwichtigste Spurenelement im menschlichen Körper. Es ist ein Bestandteil zahlreicher Enzyme, aktiviert das Immunsystem, fördert die Wundheilung, wirkt antioxidativ und unterstützt die Hormonbildung. Die empfohlene tägliche Zufuhr liegt bei 10 Milligramm.

Basische Zinklieferanten sind gekeimte Hülsenfrüchte, Kürbiskerne, Mandeln, Nüsse, Pilze und Sesam. In der basenreichen Ernährung findet man besonders viel Zink in Fleisch, Schalentieren, Cashewnüssen, Hülsenfrüchten und Haferflocken.

Mangan

Unter den Spurenelementen findet Mangan nicht immer die Beachtung, die es eigentlich verdient hätte. Dabei ist es besonders wichtig für das Bindegewebe, den Knorpel- und Knochenaufbau sowie das körpereigene Entgiftungssystem. Mangan wird hauptsächlich in den Knochen gespeichert. Auch in der Leber, der Bauchspeicheldrüse und den Nieren ist Mangan zu finden.

Mangan ist ein essenzieller Nährstoff. Essenziell bedeutet, dass der menschliche Körper Mangan nicht selbst herstellen kann und wir es deshalb mit der Nahrung zuführen müssen. Die empfohlene tägliche Zufuhr beträgt 2 Milligramm.

Wie gut das Mangan vom Körper aufgenommen wird, hängt von der Menge anderer Mineralien und Spurenelemente ab. Bei einem gleichzeitigen Verzehr von sehr kalzium-, magnesium- oder eisenreichen Nahrungsmitteln kann es zu einer verminderten Manganaufnahme kommen. Einen ungünstigen Einfluss haben auch Phytate in Hülsenfrüchten und Getreide, Tannine im Tee oder Oxalate in Spinat und Rhabarber. Sie konkurrieren mit dem Mangan um Aufnahme im Dünndarm. Ein Manganmangel kann entstehen, wenn Sie sehr kohlenhydratreich essen oder große Mengen Alkohol konsumieren.

Basische Manganlieferanten sind Obst, grüne Blattgemüse, Tee und gekeimte Hülsenfrüchte. In tierischen Produkten wie Fleisch, Fisch oder Milch ist der Mangangehalt eher gering.

DIE 12 SCHÜSSLER-SALZE IM ÜBERBLICK

Die biochemischen Heilsalze nach Dr. Schüßler sind alternativmedizinische Präparate, die den Körper auf vielfältige Weise unterstützen. Beim Basenfasten können sie beim Entsäuern und Entgiften hilfreich sein. Im Hinblick auf Knochen und Gelenke können sie uns unter anderem im Kampf gegen Schmerzen und Entzündungen unterstützen.

Jedes der zwölf Salze nach Dr. Schüßler ist für bestimmte Bereiche des Körpers von Nutzen und hat seine ganz eigene Funktion. Es gibt Salze für Immunsystem und Nerven, aber auch für die bindegewebigen Strukturen des Körpers. Die folgende Tabelle zeigt, wo sie ansetzen, welche Aufgaben sie erfüllen und welche Wirkungen sie entfalten können.

Nr. 1	Calcium fluoratum (Calciumfluorid)	der Stabilisator für Knochen, Sehnen und Bänder
Nr. 2	Calcium phosphoricum (Calciumphosphat)	das Knochensalz
Nr. 3	Ferrum phosphoricum (Eisenphosphat)	das Salz für das Immunsystem und das Entzündungsmittel für das akute Stadium
Nr. 4	Kalium chloratum (Kaliumchlorid)	für Drüsen und Schleimhäute, Entzündungsmittel für das langsam chronisch werdende Stadium
Nr. 5	Kalium phosphoricum (Kaliumphosphat)	das Nervensalz
Nr. 6	Kalium sulfuricum (Kaliumsulfat)	zur Entgiftung und das Entzündungsmittel für das chronische Stadium
Nr. 7	Magnesium phosphoricum (Magnesiumphosphat)	das Krampf- und Schmerzmittel
Nr. 8	Natrium chloratum (Natriumchlorid)	der Flüssigkeitsregulator, hilft auch bei Wassereinlagerungen in den Gelenken
Nr. 9	Natrium phosphoricum (Natriumphosphat)	zur Entsäuerung, für Nieren sowie Stoffwechsel und Gelenke
Nr. 10	Natrium sulfuricum (Natriumsulfat)	das Ausscheidungsmittel
Nr. 11	Silicea	das Bindegewebsmittel und Salz für Haut, Haare, Nägel
Nr. 12	Calcium sulfuricum (Calciumsulfat)	bei eitrigen Prozessen und chronischen Gelenkentzündungen sowie das Lymphmittel

SCHÜSSLER-SALZE

Gelenke, Knochen, Knorpel und Bindegewebe können mit den Mineralsalzen nach Dr. Schüßler in ihrem Aufbau unterstützt werden. Sie können sowohl bei akuten als auch bei chronischen Beschwerden, Entzündungen und Schmerzen sehr hilfreich sein. In unserer langjährigen Praxis konnten wir unter anderem zahlreiche Fallbeispiele für ihre Wirkung auf die Gelenke sammeln.

Schüßler-Salze sind homöopathisch aufbereitete Mineralsalze, die auf den Oldenburger Arzt Dr. Wilhelm Heinrich Schüßler (1821–1898) zurückgehen. Ein spezielles Verfahren sorgt dafür, dass sie vom Körper gut aufgenommen und verwertet werden können. Ziel jeder Schüßler-Therapie ist es, den Mineralstoffhaushalt der Zellen zu verbessern. Bitte bedenken Sie, dass Schüßler-Salze die Zufuhr an Mineralstoffen über die Nahrung keineswegs ersetzen. Sie sorgen aber dafür, dass diese besser aufgenommen und verteilt werden. Bei einem Mineralstoffmangel ist es deshalb sinnvoll, einerseits auf eine mineralstoffreiche Ernährung zu achten und andererseits die entsprechenden Schüßler-Salze zu nehmen. Wenn Sie aufgrund Ihrer Erkrankung Präparate mit Kalzium oder Magnesium einnehmen müssen, empfiehlt es sich folglich, auch zu den entsprechenden Schüßler-Salzen zu greifen. So gelangen die Mineralstoffe besser dorthin, wo sie gebraucht werden.

Schüßler-Salze gibt es in verschiedenen »Stärken« – homöopathischen Potenzen, sogenannten Dezimalpotenzen. Als Potenz wird die bei der Herstellung homöopathischer Arzneimittel übliche Verdünnung des Wirkstoffs bezeichnet, in diesem Fall um den Faktor zehn. Schüßler-Salze werden überwiegend in der Potenz D6, einige auch in D12 oder in D3 verwendet. Sie sind in der Apotheke als Tabletten, Globuli und Tropfen zum Einnehmen und sogar als Salben für die äußere Anwendung erhältlich.

Schüßler-Kuren für die Gelenke

Bei Gelenkerkrankungen, Arthrose und rheumatischen Erkrankungen kommen unterschiedliche Schüßler-Salze zum Einsatz. Die Wahl der richtigen Kombination ist vom Beschwerdebild, also dem Erscheinungsbild der Krankheit abhängig. Steht die Entzündung im Vordergrund, sind Wassereinlagerungen und Schwellungen das Problem oder sollen Schmerzen bekämpft werden? Um Ihnen die Wahl der richtigen Schüßler-Salze zu erleichtern, haben wir einige bewährte Kuren für Sie zusammengestellt, um die vorrangigen Gelenkbeschwerden anzugehen.

ALLGEMEINE UNTERSTÜTZUNG

Diese Kombination dient der allgemeinen Unterstützung der Gelenke und sollte als mehrmonatige Kur angewandt werden. Wir empfehlen eine Behandlungszeit von zwei bis drei Monaten:

- Nr. 8 Natrium chloratum D6, mittags 2 Tabletten

UNTERSTÜTZUNG FÜR DIE GELENKE

- Nr. 9 Natrium phosphoricum D6, vor dem Frühstück 2 Tabletten
- Nr. 12 Calcium sulfuricum D6, mittags und abends je 2 Tabletten

FÜR KNORPEL UND BINDEGEWEBE

Das folgende Programm eignet sich dazu, Knorpel und Bindegewebe zu unterstützen und wieder besser mit Mineralien zu versorgen. Nehmen Sie diese Schüßler-Salze ebenfalls zwei bis drei Monate lang ein:

- Nr. 1 Calcium fluoratum D12, morgens 2 Tabletten
- Nr. 11 Silicea D12, morgens 2 Tabletten
- Nr. 12 Calcium sulfuricum D6, abends 2 Tabletten

BEI SCHMERZEN

Das Hauptmittel gegen Schmerzen ist das Schüßler-Salz Nr. 7 Magnesium phosphoricum D6. In akuten Fällen nimmt man es als »Heiße Sieben«. Dazu werden 10 Tabletten in einer Tasse frisch abgekochtem Wasser aufgelöst. Die Faustregel lautet: Alle zehn Minuten einen Schluck trinken und gut einspeicheln. Sie können die Einnahme in dieser Dosierung an den beiden darauffolgenden Tagen noch einmal wiederholen. Danach empfehle ich, dreimal täglich 2 Tabletten vor den Mahlzeiten im Mund zergehen zu lassen. Dieses Salz ist auch zum schnellen Auflösen im praktischen Beutelchen für unterwegs erhältlich. Bei chronischen Schmerzen hat sich eine Kombination mit Nr. 5 Kalium phosphoricum D6 bewährt. Das sogenannte Nervensalz wirkt entspannend, wenn sich die Schmerzen über einen längeren Zeitraum hinziehen. Hier lautet die Empfehlung:

- Nr. 7 Magnesium phosphoricum D6, dreimal täglich 2 Tabletten
- Nr. 5 Kalium phosphoricum D6, morgens und mittags je 2 Tabletten

BEI ENTZÜNDUNGEN

In der Mineralsalztherapie nach Dr. Schüßler wird zwischen drei Entzündungsstadien unterschieden: dem ersten Stadium der akuten Entzündung, dem zweiten Stadium, in dem die Entzündung allmählich chronisch wird, und dem dritten Stadium der chronischen Entzündung.

Das Schüßler-Salz für das erste oder akute Entzündungsstadium ist Nr. 3 Ferrum phosphoricum D12. Es kann bei akuten Gelenkentzündungen als »Heiße Drei« eingesetzt

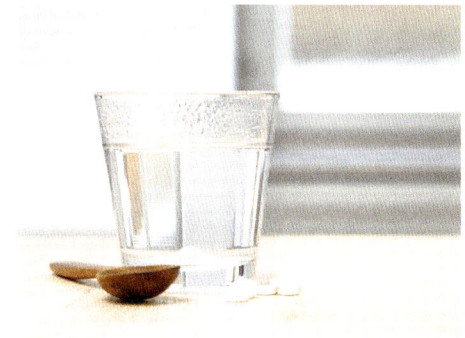

Die »Heiße Sieben« genießt fast schon Kultstatus. Sie hilft auch bei einer Neigung zu Krämpfen.

werden. Dazu werden 10 Tabletten in einer Tasse frisch abgekochtem Wasser aufgelöst und in kleinen Schlucken getrunken.

Das Schüßler-Salz für das zweite, also nicht mehr akute Entzündungsstadium ist Nr. 4 Kalium chloratum D6. Es hilft bei beginnender Chronifizierung und einer Entzündung der Schleimbeutel. Hier lautet die Empfehlung, morgens und mittags je 2 Tabletten vor den Mahlzeiten einzunehmen.

Das Schüßler-Salz für das dritte, also bereits chronische Entzündungsstadium ist Nr. 6 Kalium sulfuricum D6. Es muss über einen längeren Zeitraum eingenommen werden und reicht in der Regel alleine nicht aus. Eine geeignete Kur gegen chronische Entzündungen ist die Kombination:

- Nr. 6 Kalium sulfuricum D6
- Nr. 10 Natrium sulfuricum D6
- Nr. 12 Calcium sulfuricum D6, mittags und abends je 2 Tabletten vor den Mahlzeiten

Bei dieser Kur sollten Sie unbedingt viel trinken. Sie hat dann eine ausleitende Wirkung. Wir empfehlen Wasser (**siehe Seite 68 f.**) oder verdünnten Kräutertee (**siehe Seite 70 f.**).

BEI SCHWELLUNGEN UND WASSEREINLAGERUNGEN

Es gibt zwei Schüßler-Salze für den Wasserhaushalt: Nr. 8 Natrium chloratum D6 und Nr. 10 Natrium sulfuricum D6. Für eine Kur nehmen Sie von Nr. 8 Natrium chloratum D6 morgens und mittags je 2 Tabletten vor den Mahlzeiten. Das Schüßler-Salz Nr. 10 Natrium sulfuricum D6 wirkt besser in der zweiten Tageshälfte. Nehmen Sie deshalb mittags und abends je 2 Tabletten vor den Mahlzeiten. Setzen Sie die Einnahme so lange fort, bis die Schwellungen zurückgegangen sind. Das Schüßler-Salz Nr. 8 gibt es auch als angenehm kühlendes Gel zum Auftragen auf die betroffenen Gelenke.

SCHÜSSLER-ARTHROSE-KUR

Diese Kur möchten wir allen Arthrosepatientinnen und -patienten ans Herz legen. Das Schüßler-Salz Nr. 1 Calcium fluoratum D12 wirkt Ablagerungen entgegen, Nr. 11 Silicea D12 unterstützt die Knorpelregeneration und Nr. 7 Magnesium phosphoricum D6 lindert die Schmerzen. Vergessen Sie darüber aber bitte nicht die Ernährungstipps in diesem Buch. In Verbindung mit Basenfasten ist diese Kur beinahe schon ein Muss:

- Nr. 1 Calcium fluoratum D12, morgens 2 Tabletten
- Nr. 11 Silicea D12, morgens 2 Tabletten
- Nr. 7 Magnesium phosphoricum D6, mittags und abends je 2 Tabletten

Wir empfehlen, die Tabletten vor den Mahlzeiten im Mund zergehen zu lassen. Sie können diese Kombination problemlos drei Monate lang einnehmen, sollten dann aber sechs bis acht Wochen pausieren. Im Anschluss können Sie die Kur wiederholen. Schüßler-Salz Nr. 1 Calcium fluoratum D12 gehört zu den sehr langsam wirkenden Salzen. Haben Sie deshalb ein wenig Geduld.

GEWÜRZE

Es gibt eine Reihe von Gewürzen, die unser Basenfasten-Programm nicht nur kulinarisch bereichern. Mit ihren entzündungshemmenden, entkrampfenden und schmerzstillenden Inhaltsstoffen fördern sie auch die Linderung von Gelenkbeschwerden. Selbstverständlich sind sie ein fester Bestandteil unserer Rezepte und damit ein weiterer Aspekt, der die Wirksamkeit einer Basenfasten-Kur für die Gelenke unterstützt. Drei Gewürze, die in diesem Zusammenhang besonders hilfreich sind, möchten wir Ihnen an dieser Stelle etwas genauer vorstellen: Ingwer, Schwarzkümmel und Kurkuma.

Ingwer

Der Ingwer oder die Ingwerwurzel wird im asiatischen Raum angebaut, aber die »tolle Knolle« hat inzwischen auch in deutschen Küchen einen festen Platz. Sicher verfeinern Sie asiatische Gerichte mit frisch geriebener Ingwerwurzel oder verwenden Gewürzmischungen, bei denen der Ingwer auf der Liste der Zutaten steht.

Aber Ingwer ist auch für seine gesundheitsförderliche Wirkung bekannt und sogar Heilpflanze des Jahres 2018. Er ist zum einen sehr reich an Vitaminen und Mineralstoffen: 100 Gramm enthalten 5 Milligramm Vitamin C, 43 Milligramm Magnesium, 0,6 Milligramm Eisen, 16 Milligramm Kalzium, 415 Milligramm Kalium, 13 Milligramm Natrium und 34 Milligramm Phosphor. Bei Magen- und Darmbeschwerden wird er meist als Teezubereitung getrunken.

Außerdem kann Ingwer Entzündungen hemmen und kommt bei rheumatischen Erkrankungen und Muskelschmerzen zum Einsatz. Im Jahr 2005 erbrachte eine Studie den Nachweis, dass Ingwer mit dem Inhaltsstoff Gingerol die gleiche schmerzstillende Wirkung haben kann wie das Schmerzmittel Ibuprofen. Im Jahr 2014 kamen dänische Ärzte der Universität Kopenhagen bei der Analyse von fünf Studien zu dem Ergebnis, dass die Einnahme von Ingwer Schmerzen lindern und die Beweglichkeit verbessern kann. Bei diesen Untersuchungen waren über drei Monate zwischen 500 und 1 000 Milligramm Ingwer am Tag verabreicht worden.

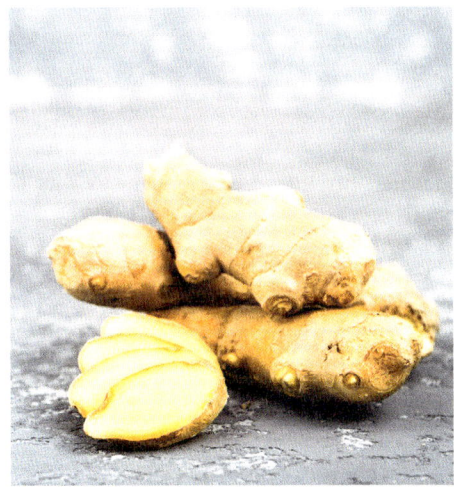

Keine Berührungsängste bei exotischen Gewürzen! Sie sind eine weitere Waffe gegen Gelenkbeschwerden.

Schwarzkümmel

Der Schwarzkümmel ist eine Kulturpflanze, die ihren Ursprung in Ägypten und Westasien hat. Trotz der Namensähnlichkeit sollte man ihn nicht mit Kümmel oder Kreuzkümmel verwechseln. Der therapeutisch verwendete Schwarzkümmel wird auch heute noch in Ägypten, Indien, Pakistan, der Türkei, dem Iran und dem Irak angebaut. Die kleinen schwarzen Samen sind sehr eiweißreich, enthalten Bitterstoffe und sekundäre Pflanzenstoffe und haben einen hohen Gehalt an mehrfach ungesättigten Fettsäuren.

Was den Bereich der Gelenkerkrankungen angeht, haben Untersuchungen die entzündungshemmende Wirkung des Schwarzkümmels bei rheumatoider Arthritis bestätigt. Darüber hinaus lindert er Allergien und wird in der Medizin bei Asthma und Hauterkrankungen, aber auch zur Immunmodulation bei Krebserkrankungen eingesetzt.

In der basischen Küche verwenden wir die Samen oder das Öl des Schwarzkümmels als Gewürz. Im Rezeptteil (**siehe Seite 83 ff.**) finden Sie zahlreiche Anregungen, wie Sie – nicht nur – basische Gerichte mit Schwarzkümmel würzen können. Auf diese Weise tun Sie etwas für Ihre Gesundheit und erweitern gleichzeitig Ihr kulinarisches Repertoire. Wer möchte, kann sich auch für eine Einnahme von Kapseln mit Schwarzkümmelöl entscheiden, sollte aber Produkte in geprüfter Bioqualität wählen. Dies garantiert, dass das Öl nicht mit Schadstoffen belastet ist.

Kurkuma

Die Kurkuma zählt zu den am besten untersuchten Heilpflanzen. Sie gehört zur Familie der Ingwergewächse, stammt aus Südasien und wird auch Gelbwurz, gelber Ingwer oder Safranwurz genannt. Genutzt wird das sogenannte Rhizom oder der Wurzelstock. Hierzulande kennt man die kräftig gelbe Kurkuma meist als Gewürz in Pulverform. Gemahlene Kurkuma ist der Hauptbestandteil von Currymischungen.

Für uns ist die Kurkuma wegen ihrer medizinischen Wirkung interessant. Der Wirkstoff der Kurkumapflanze ist das Curcumin. Wie zahlreiche Studien belegen, hemmt er ein Protein, das auch zu Entzündungen in den Gelenken führen kann. Damit wirkt Kurkuma sowohl entzündungshemmend als auch schmerzlindernd.

Um eine optimale Wirkung zu erzielen, sollte man täglich mindestens 200 Milligramm Curcumin zu sich nehmen. Bei akuter Arthritis wird sogar eine Zufuhr von 500 Milligramm Curcumin empfohlen, was meist nur mit Nahrungsergänzungsmitteln zu erreichen ist. Die Einnahme von Curcumin hat keinerlei Nebenwirkungen – immer vorausgesetzt, es liegt keine Unverträglichkeit gegen den Wirkstoff selbst vor.

Wer Kurkuma lieber als Gewürz verarbeiten und zu sich nehmen möchte, kann damit nicht nur basische Gemüsecurrygerichte, sondern auch ein leckeres Getränk zubereiten, das die Gelenke unterstützt.

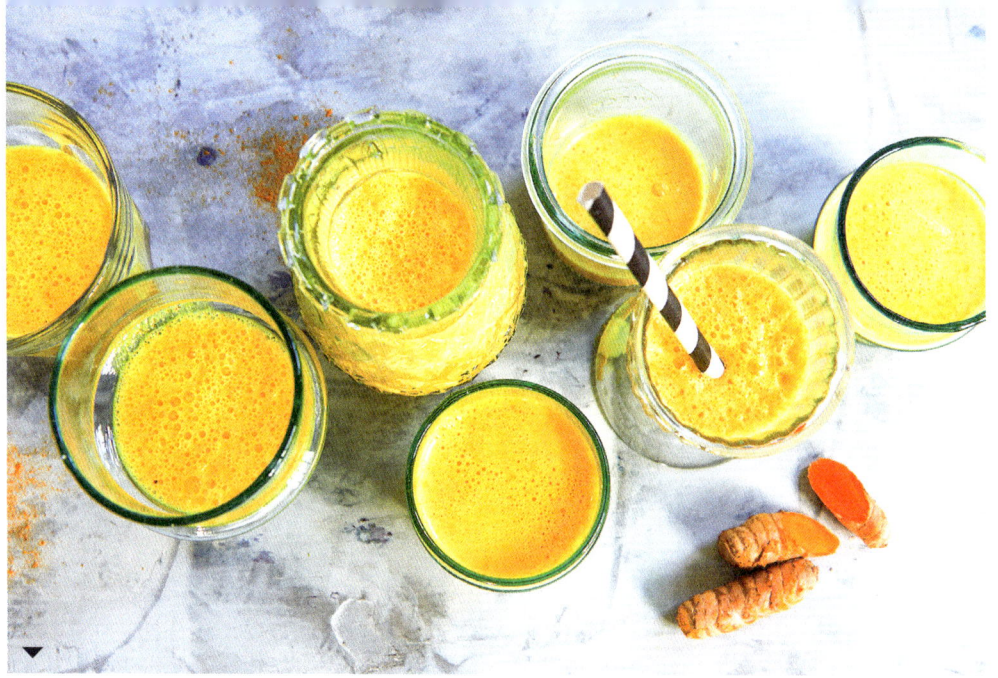

GOLDENE MILCH

EINE WOHLTAT FÜR DIE GELENKE

Für die Kurkumapaste: 1 EL gemahlene Kurkuma
Für die Goldene Milch: 1 Stück Ingwer (ca. 1 cm lang) • 1 EL Kurkumapaste • 350 ml Mandeldrink • 1 EL Agavendicksaft • gemahlener Kardamom • frisch geriebene Muskatnuss • Zimtpulver • 1 TL Kokosöl • schwarzer Pfeffer (frisch gemahlen)

Für 2 Personen • 20 Min. Zubereitung
Pro Portion ca. 87 kcal, 1 g E, 4 g F, 11 g KH

1. Für die Kurkumapaste 1 EL gemahlene Kurkuma in einen kleinen Topf geben und mit 120 ml Wasser verrühren. Bei mittlerer Hitze unter gelegentlichem Rühren einkochen, bis eine sämige Paste entstanden ist. Die fertige Kurkumapaste in ein kleines Schraubdeckelglas füllen. Sie ist im Kühlschrank bis zu zwei Wochen haltbar.
2. Ingwer schälen und reiben. 1 EL Kurkumapaste mit 350 ml Mandeldrink in einen Topf geben und mit dem Schneebesen verrühren.
3. Kurkuma-Mandel-Mischung mit Agavendicksaft, Kardamom, Muskatnuss, Zimt und geriebenem Ingwer würzen. 1 TL Kokosöl zugeben und einmal aufkochen lassen.
4. Goldene Milch in eine Tasse füllen und mit etwas schwarzem Pfeffer servieren.

MIT PFEFFER UND ÖL

Der Wirkstoff Curcumin kann vom Körper besser aufgenommen werden, wenn man ihn in Kombination mit hochwertigem Öl und etwas schwarzem Pfeffer verzehrt.

LEBENSQUELLE WASSER

Man kann nicht oft genug betonen, wie wichtig es ist, jeden Tag 2,5 bis 3 Liter Wasser zu trinken. Viele Menschen müssen immer wieder zum Trinken angehalten werden, da sie von sich aus wenig Durst verspüren. Dabei ist eine ausreichende Flüssigkeitszufuhr die wichtigste Voraussetzung für einen gesunden Stoffwechsel – immerhin besteht der menschliche Körper zu 70 Prozent aus Wasser. Außerdem ist das Wassertrinken eine effektive und kostengünstige Therapie. Wenn der Körper gut mit Wasser versorgt ist, kann auch das Blut gut fließen. Wer ausreichend trinkt, unterstützt seinen Körper bei der Ausscheidung von Stoffwechselprodukten und dem Transport von wichtigen Nährstoffen zu den Organen und Zellen. Zellen, Bindegewebe und Lymphe werden umspült und gereinigt. Das Knorpelgewebe wird bei jeder Bewegung mit dringend benötigter Flüssigkeit versorgt und man beugt Schlaganfall oder Herzinfarkt, Müdigkeit, Kopfschmerzen und auch Verstopfung vor.

Die ideale Trinkmenge

Die Faustregel für die optimale tägliche Flüssigkeitszufuhr lautet: Trinken Sie mindestens 30 bis 40 Milliliter Wasser pro Kilogramm Körpergewicht. Bei einem Körpergewicht von 50 Kilogramm sind das 2 Liter Wasser am Tag, bei 75 Kilogramm sind es 2,5 bis 3 Liter Wasser pro Tag und bei 100 Kilogramm Körpergewicht sollten es 3,5 bis 4 Liter Wasser pro Tag sein. Wenn Sie stark schwitzen, Sport treiben oder in die Sauna gehen, erhöht sich der Bedarf entsprechend. Der Verzehr von frischem Obst wie Melonen, Weintrauben, Kirschen oder Orangen darf übrigens auf die Flüssigkeitszufuhr angerechnet werden.

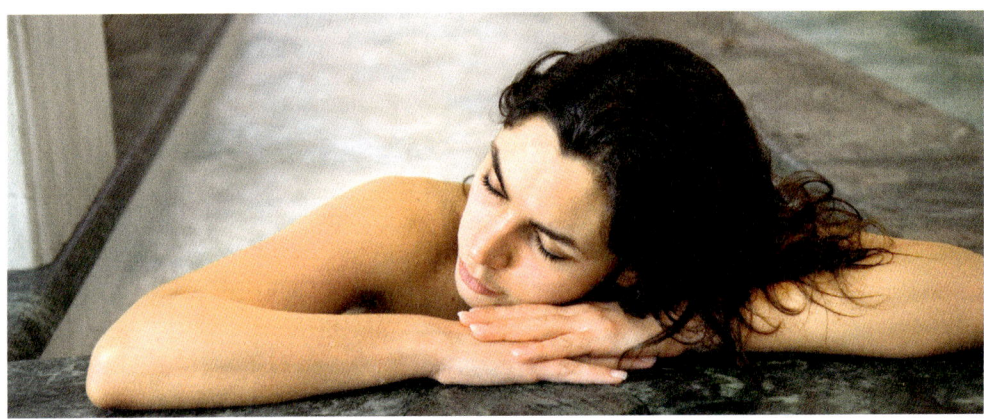

Mit einer Massage wird aus dem Besuch im Thermalbad ein richtiges Verwöhn- und Entspannungsprogramm.

Welches Wasser sollte man trinken?

Stilles Mineralwasser enthält zwar weniger Mineralien als spritziges Mineralwasser, dafür entgiftet es den Körper besser, spült die Nieren und regt sie zur Ausscheidung an. Mit Mineralwasser lässt sich die Mineralstoffzufuhr zwar sinnvoll ergänzen, den gesamten Tagesbedarf kann man damit aber nicht abdecken. Bei Gelenkerkrankungen empfiehlt es sich, Mineralwasser mit hohem Kalziumgehalt zu wählen.

Heilwässer unterliegen dem Arzneimittelgesetz und haben durch ihren hohen Gehalt an Natriumhydrogencarbonat eine therapeutische, entsäuernde Wirkung. Studien haben ergeben, dass der Verzehr von Wasser mit Natriumhydrogencarbonat bei Sodbrennen hilfreich sein kann.

Die äußerliche Anwendung

Die Heilkraft von warmem Thermalwasser ist seit Jahrhunderten bestens bekannt. Das über 20 °C warme Wasser, das direkt aus der Erde sprudelt, wirkt auf den menschlichen Organismus sowohl entspannend als auch belebend. In Thermalbädern wird es noch auf über 30 °C erwärmt.

Die wohltuende Wirkung ergibt sich aus den Inhaltsstoffen im Wasser. Es kann Mineralstoffe wie Schwefel, aber auch Kohlensäure oder Radon enthalten. Das Wasser der einzelnen Thermalbäder ist unterschiedlich zusammengesetzt und kann deshalb bei verschiedenen Erkrankungen hilfreich sein.

So wohltuend die Wirkung des warmen Wassers bei Gelenkerkrankungen ist, so vorsichtig sollten Patientinnen und Patienten mit Herz-Kreislauf-Erkrankungen, Entzündungen und Gefäßerkrankungen sein. Sie sollten ebenso wie Personen mit Jodempfindlichkeit den Rat ihres Arztes einholen, bevor sie mit Thermalanwendungen beginnen.

> **SO FÄLLT DAS TRINKEN LEICHTER**
>
> - Probieren Sie eine Auswahl verschiedener Wassersorten aus. Sie werden erstaunt sein, wie unterschiedlich sie schmecken. Finden Sie Ihren Favoriten!
> - Trinken Sie gleich nach dem Aufstehen ein Glas lauwarmes Wasser (kaltes Wasser verbraucht im Stoffwechsel mehr Energie).
> - Trinken Sie nach dem Essen zwei Gläser Wasser (das Trinken während der Mahlzeiten verdünnt die Verdauungssäfte).
> - Stellen Sie die von Ihnen errechnete Tagesmenge an Wasser in Flaschen oder Karaffen gut sichtbar in der Küche oder auf dem Schreibtisch bereit.
> - Wenn das Wasser etwas erfrischender schmecken soll, geben Sie einen Spritzer Zitronensaft oder ein paar Minzblätter hinein.

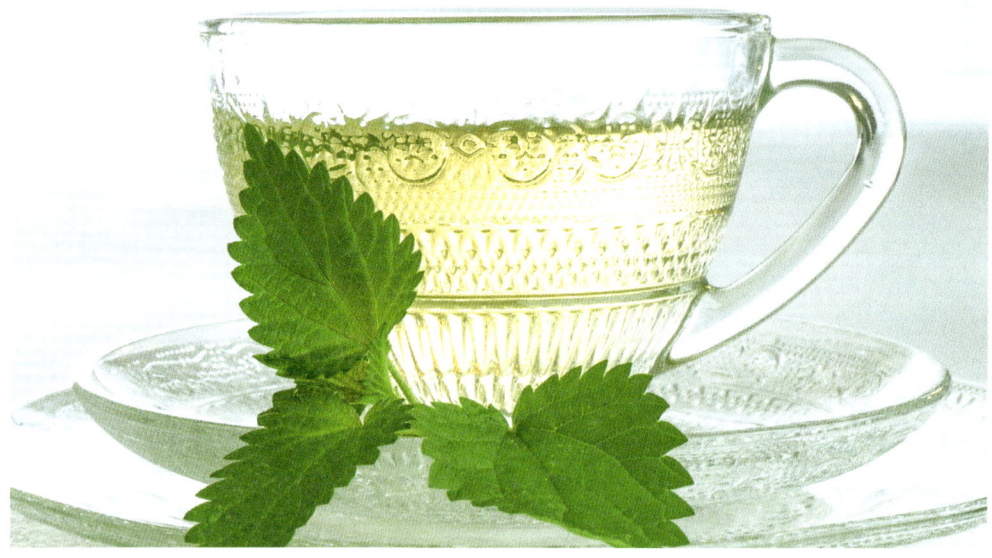
Die unscheinbare heimische Brennnessel hat eine stärkende Wirkung auf den gesamten Organismus.

KRÄUTERTEE

Wenn Sie während des Basenfastens nicht nur Wasser trinken möchten, können Sie sich auch einen Kräutertee zubereiten. Kräutertees sind basisch und reich an Mineralstoffen. Beim Genuss von Heilpflanzentees sind jedoch einige grundlegende Punkte zu beachten: Achten Sie beim Kauf auf eine gute Qualität und wählen Sie Tees aus biologischem Anbau, um einer Schadstoffbelastung vorzubeugen. Trinken Sie den gleichen Tee niemals länger als vier Wochen und wechseln Sie dann zu einem anderen Heilkraut Ihrer Wahl. Trinken Sie auch nicht mehr als drei Tassen Kräutertee am Tag.

Kräuter für Entgiftung und Gelenke

Heilkräutertees haben eine tiefgreifende therapeutische Wirkung. Sie helfen beim Ausschwemmen von Stoffwechselabbauprodukten und unterstützen die Ausleitung von Giftstoffen. Die im Folgenden vorgestellten Kräuter eignen sich für die gezielte Säureausscheidung und Entgiftung während der Basenfasten-Kur. Viele von ihnen haben auch besonders wohltuende Auswirkungen auf die Gesundheit der Gelenke.

BRENNNESSEL

Eine der hilfreichsten Pflanzen bei rheumatischen Erkrankungen ist die Brennnessel. Als Tee getrunken liefert sie entzündungshemmende Stoffe zur Bekämpfung der Beschwerden bei Arthritis und Arthrose. Bei Gicht fördert sie die Ausscheidung von Harnsäure und sie kann sich außerdem eines hohen Gehalts an B-Vitaminen, Eisen und weiteren Mineralstoffen rühmen.

LÖWENZAHN

Der Löwenzahn regt nicht nur die Verdauung an und reinigt die Leber, er enthält auch viele Mineralstoffe, zum Beispiel Kalium, das eine entwässernde Wirkung hat und die Ausscheidung von Stoffwechselgiften fördert.

WEIDENRINDE

Die Rinde der Silberweide besteht zu 11 Prozent aus Salicylaten. Die Salicylsäure wirkt schmerzlindernd und dient als Grundlage für die Herstellung von Acetylsalicylsäure, dem Wirkstoff in dem bekannten Arzneimittel Aspirin. Aspirin stillt nicht nur Schmerzen, sondern hat auch eine blutverdünnende Wirkung. Die Weidenrinde selbst hat dagegen keinen Einfluss auf die Blutgerinnung.
Bitte beachten Sie: Weidenrindentee ist kein Akutmittel, sondern wirkt eher langfristig gegen Schmerzen.

ACKERSCHACHTELHALM

Der Ackerschachtelhalm (auch Zinnkraut genannt) wirkt unterstützend bei Knochen- und Gelenkerkrankungen. Er hat eine stabilisierende Wirkung auf das Bindegewebe, enthält Kieselsäure, sekundäre Pflanzenstoffe (Flavonoide), Mineralstoffe und Eisen.

GOLDRUTE

Die Goldrute wirkt entwässernd und entzündungshemmend sowie krampflösend. Bei rheumatischen Erkrankungen regt sie unter anderem den Stoffwechsel an.

JOHANNISKRAUT

Wenn man unter chronischen körperlichen Schmerzen leidet, wird nach einer gewissen Zeit auch die Psyche in Mitleidenschaft gezogen. Mit einer Tasse Johanniskrauttee können Sie für eine gewisse Stimmungsaufhellung sorgen. Wegen möglicher Wechselwirkungen bei gleichzeitiger Einnahme von Medikamenten (zum Beispiel Antidepressiva) sollten Sie dies zuvor mit Ihrem Arzt abklären.

Kräutertee richtig zubereiten

Geben Sie 1 bis 2 Teelöffel Kräutertee in eine kleine Kanne. Überbrühen Sie den Tee mit 250 Millilitern kochendem Wasser, lassen Sie ihn 3 Minuten ziehen und gießen Sie ihn anschließend durch ein Sieb in eine Tasse. Verwenden Sie bitte keinen Zucker, Honig oder Süßstoffe, um Ihren Kräutertee zu süßen.

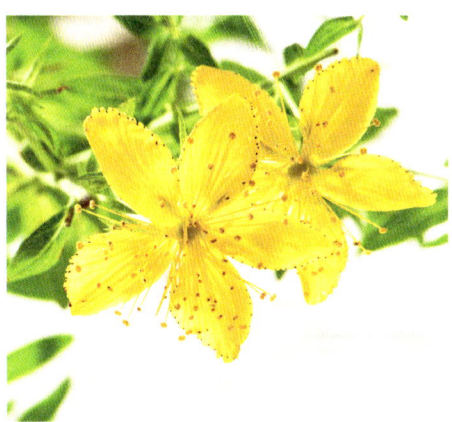

Im Sommer ist bei Johanniskraut Vorsicht geboten: Es kann die Lichtempfindlichkeit der Haut erhöhen.

WICKEL – TRADITIONELLE HILFE FÜR DIE GELENKE

Der Wickel ist ein bewährtes Mittel bei Gelenkbeschwerden. Leider ist er über die Jahre etwas in Vergessenheit geraten, da man Schmerzen heute eher mit Tabletten oder Salben bekämpft. Ein Versuch lohnt sich aber allemal!

BASENWICKEL

Ein Basenwickel mit Natron (Natriumhydrogencarbonat) wirkt entzündungshemmend und ist eine ganz einfache Möglichkeit, etwas gegen Ihre Gelenkbeschwerden zu tun:

- Füllen Sie eine Schüssel mit etwa 1 Liter Wasser. Sie können handwarmes oder kaltes Wasser verwenden – je nachdem, was für Ihre Gelenke am angenehmsten ist. Bei Entzündungen wird Ihnen kälteres Wasser wohltun, Arthrose wird dagegen besser durch Wärme gelindert.
- Geben Sie 50 Gramm Natron ins Wasser und rühren Sie gut um, bis sich das Pulver gelöst hat.
- Tauchen Sie ein Baumwolltuch (zum Beispiel ein Geschirrtuch) in die Natronmischung, wringen Sie es aus und legen Sie es auf die ungefähre Größe des zu umwickelnden Gelenks zusammen.
- Wickeln Sie das feuchte Tuch möglichst faltenfrei um das betroffene Gelenk. Legen Sie noch ein trockenes Tuch darum und lassen Sie den Wickel anschließend ungefähr 20 Minuten einwirken.

HEILERDEWICKEL

Heilerde hat einen hohen Mineralstoff- und Siliziumanteil und wirkt dadurch entzündungshemmend. Bei degenerativen Veränderungen wie Arthrose bringt Wärme Entlastung. Sollte das betroffene Gelenk entzündet oder geschwollen und heiß sein, können Sie die Heilerde stattdessen mit kaltem Wasser anrühren.

- Für einen Heilerdewickel benötigen Sie Heilerde zur äußeren Anwendung.
- Rühren Sie aus Heilerde und Wasser der gewünschten Temperatur in einer kleinen Schüssel einen dicken Brei. Tragen Sie den Heilerdebrei direkt auf das schmerzende Gelenk auf.
- Wickeln Sie ein Baumwoll- oder Leinentuch darum und geben Sie ein weiteres Handtuch oder eine dünne Decke darüber. Lassen Sie den Wickel einwirken, bis er sich kalt anfühlt oder bis die Heilerde getrocknet ist.
- Entfernen Sie den Wickel und nehmen Sie den getrockneten Heilerdebrei mit kaltem oder warmem Wasser ab.

KOHLWICKEL

Der entzündungshemmende Kohlwickel ist der Klassiker unter den Wickeln. Kohl enthält antientzündliche Stoffe wie Senfölglycoside und in Studien wurde nachgewiesen, dass Kohlwickel eine ähnliche Wirkung haben wie der Arzneistoff Diclofenac. Die Vorbereitungen nehmen übrigens nur wenige Minuten in Anspruch:

- Sie brauchen drei große äußere Blätter vom Weißkohl oder Wirsing. Waschen Sie die Blätter und schütteln Sie sie trocken. Schneiden Sie mit dem Messer die dicken Blattrippen heraus.
- Legen Sie die Kohlblätter auf eine Unterlage, die keine Feuchtigkeit aufnimmt – ein Holzbrett wäre ungeeignet. Walzen Sie mit einer Flasche kräftig darüber, bis etwas Kohlsaft austritt.
- Legen Sie die feuchten Kohlblätter nun dachziegelartig auf das schmerzende Gelenk und fixieren Sie sie mit einer elastischen Binde.
- Um eine möglichst intensive Wirkung zu erzielen, sollte der Wickel mindestens 1 Stunde, besser über Nacht auf dem Gelenk bleiben und die Anwendung über mehrere Wochen wiederholt werden.

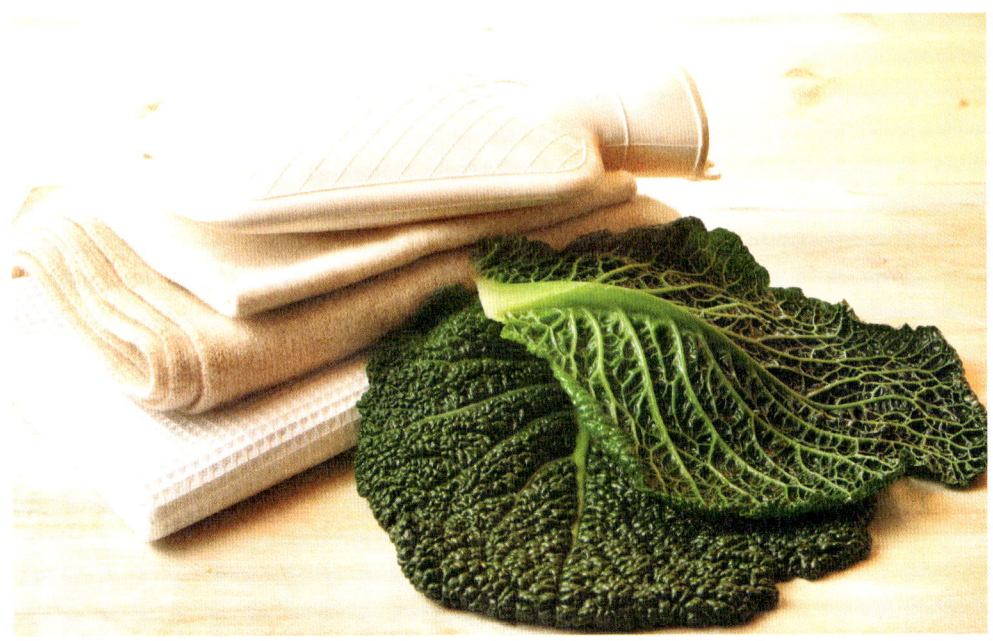

Sie finden die Idee, Kohlblätter aufzulegen, ein wenig seltsam? Geben Sie sich trotzdem einen Ruck!

KNORPELAUFBAUENDE STOFFE

Vielleicht haben Sie trotz unserer Anregungen für eine gesunde, basenbetone Ernährung und der Hinweise auf weitere unterstützende Maßnahmen das Gefühl, dass Sie noch mehr für Ihre Gelenke tun möchten. Wenn Sie es mit der Einnahme vielfach beworbener Gelenkpräparate versuchen möchten, dürften die Informationen über die folgenden Stoffe für Sie von Interesse sein. Falls Sie sich mit dem Gedanken tragen, ein Präparat einzunehmen, empfehlen wir Ihnen, Ihre Pläne mit Ihrem Hausarzt zu besprechen.

Glucosamin

Glucosamin kommt in fast allen Körpergeweben vor. Die höchsten Konzentrationen finden sich jedoch in Knorpeln, Bändern und Sehnen. Glucosamin ist ein Bestandteil bestimmter Moleküle – der Proteoglykane. Sie sorgen dafür, dass der Knorpel eine glatte Oberfläche hat, Stöße dämpfen und Feuchtigkeit aufnehmen kann. Glucosamin findet sich auch in der Hyaluronsäure und der Gelenkschmiere (Synovia).

Glucosamin selbst regt die Knorpelproduktion an. Zahlreiche Studien belegen seinen »knorpelschützenden Effekt«.

Als Nahrungsergänzungsmittel wird es meist mit Chondroitin kombiniert, das im Verdauungstrakt zu Glucosamin und Glucuronsäure abgebaut wird. Empfohlen wird eine tägliche Einnahme von 1 500 Milligramm Glucosaminsulfat und 800 Milligramm Chondroitinsulfat. Die entsprechenden Präparate werden übrigens aus dem Chitin von Schalen- und Krebstieren hergestellt.

Chondroitin

Chondroitin (Chondroitinsulfat) ist ein Makromolekül, das natürlich von den Knorpelzellen gebildet wird und die Widerstandsfähigkeit des Knorpels erhöht. Es sorgt dafür, dass er mit Feuchtigkeit versorgt wird.

Chondroitinsulfat wird aus dem Knorpel verschiedener Land- und Meerestiere gewonnen, zum Beispiel Rinder-, Schweine- und Haifischknorpeln.

Hyaluronsäure

Die Hyaluronsäure ist ein körpereigener Stoff und überall im Bindegewebe des menschlichen Körpers nachzuweisen. Es handelt sich dabei um eine Zuckermolekülkette mit der Fähigkeit, Wasser zu binden.

Größere Mengen Hyaluronsäure findet man in der Haut, im Auge, in den Gelenken und in der Knorpelmasse. In den Gelenken sorgt sie für den reibungslosen Kontakt zwischen den Knorpelflächen. Wenn der Gelenkspalt kleiner wird, kommt es auch zu einem Verlust an Gelenkschmiere.

Die Behandlung von Arthrose mit Hyaluronsäure in Kapselform oder als Spritzen ist umstritten. So ist nicht nachgewiesen, ob der Inhalt der Kapseln auch tatsächlich in den Gelenken ankommt. Eine Spritzenbehandlung kann die Beweglichkeit in den frühen Stadien der Arthroseerkrankung unterstützen. Die Wirkung lässt jedoch wieder nach und nach etwa einem halben Jahr ist die Hyaluronsäure abgebaut.

MSM – Organischer Schwefel

Bei Gelenkbeschwerden wird gelegentlich die Einnahme von MSM (Methylsulfonylmethan) oder organischem Schwefel empfohlen. Neueste Studien belegen nun, dass es sinnvoller ist, zu Kapseln zu greifen, die sowohl MSM als auch Glucosamin enthalten. Ob die Einnahme dieser Produkte aber tatsächlich etwas bringt, ist immer noch umstritten. Die mögliche Wirksamkeit kann erst nach etwa einem bis zwei Jahren beurteilt werden und die Betroffenen kommen zu sehr unterschiedlichen Ergebnissen.

Grünlippmuschel

Wenn es um die Bekämpfung von Gelenkbeschwerden geht, wird gelegentlich auch die Grünlipp- oder Grünschalenmuschel erwähnt. Entsprechende Produkte – zum Beispiel Kapseln zum Einnehmen – werden ausschließlich in Neuseeland produziert, wo diese Muschel beheimatet ist.

Die Grünlippmuschel enthält wertvolle Aufbaustoffe für die Gelenke wie die Glucosaminoglykane, zu denen unter anderem das bereits erwähnte Chondroitinsulfat und die Hyaluronsäure gehören. Die Glucosaminoglykane binden Wasser und »schmieren« so den Knorpel. Daneben enthält die Grünlippmuschel auch Antioxidantien und Omega-3-Fettsäuren. Ihr Eiweißanteil liegt bei 63 Prozent. Menschen mit einer Allergie gegen Fisch- oder Muscheleiweiß sollten deshalb auf die Einnahme verzichten.

Weihrauch

Eine Studie aus dem Jahr 2014 spricht für eine Linderung von Gelenkschmerzen durch die Einnahme von Weihrauchpräparaten. Eine entzündungshemmende Wirkung ist nicht nur bei Arthritis, sondern auch bei anderen entzündlichen Krankheiten wie chronisch-entzündlichen Darmerkrankungen (Colitis ulcerosa) und Asthma belegt.

Kieselsäure (Silizium)

Kieselsäure enthält das Spurenelement Silizium. Silizium ist das zweithäufigste Element auf der Erde und das dritthäufigste Spurenelement im menschlichen Körper. Es findet sich vor allem im Binde-, Knorpel- und Knochengewebe. Es verleiht dem Gewebe sowohl Elastizität als auch Stabilität.

Das Spurenelement Silizium ist in erster Linie dafür bekannt, dass es die Struktur von Haaren, Nägeln und Haut verbessert. In Studien konnten positive Effekte auf die Knochendichte und die Kollagensynthese nachgewiesen werden.

Man findet Silizium in pflanzlichen Lebensmitteln wie Hirse, gekeimter Braunhirse und Hafer, aber auch in Mineralwasser.

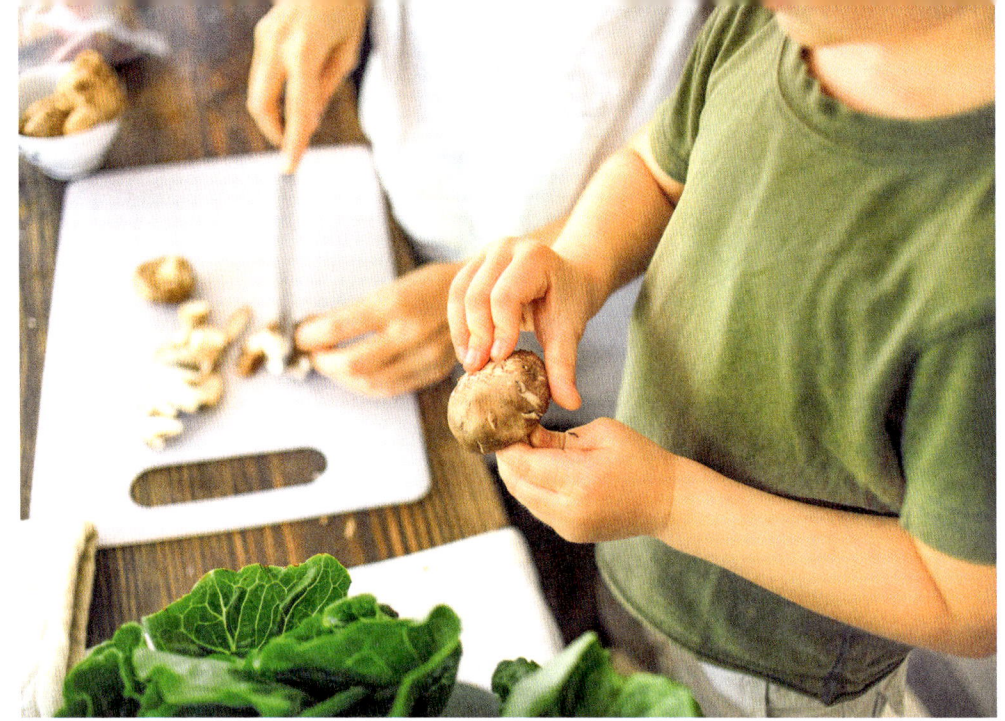

DER BASISCHE ALLTAG

Sicher kennen Sie das: Sie gehen zum Einkaufen, haben womöglich auch noch Hunger, entdecken zahlreiche Angebote und kaufen dann viel zu viel und oft das Falsche. Dabei hatten Sie sich doch vorgenommen, ab jetzt basischer und bewusster zu essen.

Damit Sie nach dem erfolgreichen Basenfasten nicht wieder in »saure Gewohnheiten« zurückfallen und die positive Wirkung des Programms bewahren können, haben wir zehn Tipps für den basischen Alltag für Sie zusammengestellt. Ein Hinweis vorab: Planen Sie Ihre Mahlzeiten stets für die nächsten drei Tage im Voraus. Notieren Sie sich die Sonderangebote der Supermärkte und Geschäfte für Obst und Gemüse in Ihrer Nähe und achten Sie darauf, dass überwiegend basische Lebensmittel auf Ihrem Einkaufszettel stehen.

REGELMÄSSIGE MAHLZEITEN SIND EIN MUSS

Das menschliche Leben besteht aus vielen ineinandergreifenden Rhythmen. Unser Schlaf, unser Stoffwechsel, ja sogar unsere Gefühle haben ihre eigenen Zyklen. Dies gilt auch für den Säure-Basen-Haushalt. Wir bilden zum Beispiel nachts die meisten Säuren und sind am Morgen besonders »sauer«.

Aus diesem Grund sind regelmäßige Mahlzeiten wichtig. Wenn es Ihnen gelingt, nach der Basenfasten-Kur nur diesen einen Tipp in den Alltag einzubauen, haben Sie schon sehr viel erreicht. Sie werden auch feststellen, dass sich der Körper schnell auf feste Essenszeiten einstellt und Sie nach einer gewissen Gewöhnungszeit immer ungefähr um die gleiche Uhrzeit Hunger bekommen. Wenn Sie jetzt noch genügend Zeit für die Mahlzeiten selbst einplanen, sind Sie auf einem guten Weg.

NICHT ALLE SÄUREBILDNER SIND SCHLECHT

Wenn nicht gerade eine Woche Basenfasten auf dem Programm steht und Sie ausschließlich basische Lebensmittel zu sich nehmen, wird Ihr Speiseplan auch säurebildende Lebensmittel enthalten. Dabei kommt es sehr auf die Qualität an, denn es gibt »gute« und »schlechte« Säurebildner. Was bedeutet das? Gute Säurebildner enthalten wertvolle Nährstoffe und sind nur schwach säurebildend. In diese Kategorie fallen Gemüse wie Spargel, Artischocken und Rosenkohl, die während des Basenfastens nicht erlaubt sind, da sie leicht sauer verstoffwechselt werden. Im basenreichen Alltag leisten sie dagegen einen wertvollen Beitrag.

Schlechte Säurebildner sind Fleisch und Wurstprodukte, Fisch und Meeresfrüchte, Milch und Milchprodukte, Getreide und Getreideprodukte und natürlich alle Süßigkeiten. Wir kennen sie bereits von unserer Vorbereitung auf das Basenfasten-Programm (siehe Seite 37). Sie belasten den Säure-Basen-Haushalt deutlich stärker, als es die guten Säurebildner tun.

Bei diesen Nahrungsmitteln kommt es vor allem darauf an, wie viel Sie davon verzehren. Im Rahmen einer basenreichen Alltagsernährung sollte der Anteil der säurebildenden Lebensmittel bei 20 Prozent, der Anteil der Basenbildner bei 80 Prozent liegen.

GUTE SÄUREBILDNER

- Vollkorn- und Pseudogetreide
- Artischocken, Rosenkohl, Spargel
- Hülsenfrüchte: Bohnen, Kichererbsen, Linsen, Süßlupinensamen, Mungbohnen, Sojabohnen
- Nüsse: Cashewkerne, Erdnüsse, Haselnüsse, Pekannüsse, Pinienkerne
- Sojaprodukte
- grüner und weißer Tee

VOM UMGANG MIT GENUSSMITTELN

Für viele ist Kaffee ein Lebenselixier – besonders am Morgen. Der Verbrauch in Deutschland liegt bei einem knappen halben Liter am Tag. Gegen zwei Tassen Kaffee oder einen Espresso nach dem Essen ist grundsätzlich auch nichts einzuwenden. Die Kaffeebohne an sich ist basisch und Kaffee wird erst durch den Röstvorgang zu einem Getränk, das sauer verstoffwechselt wird. Unterstützen Sie die Nieren nach dem Kaffeegenuss mit ausreichend Wasser, am besten mit einem Glas Heilwasser. Das enthaltene Natriumhydrogencarbonat führt Ihnen Basen zu.

Alkohol ist ein Säurebildner, aber das ist nicht der einzige Grund, weshalb Sie Zurückhaltung üben sollten. Es spricht nichts dagegen, hin und wieder ein Gläschen Bier oder Wein zu genießen. Ein zu häufiger Konsum aber belastet die Leber, den Stoffwechsel, die Durchblutung und auch die Gelenke.

Das Gleiche gilt für das Rauchen: Nikotin beeinflusst die Gefäße und verschlechtert auf Dauer die Durchblutung, sodass auch die Gelenke schlechter versorgt werden.

Gesünder süßen

Raffinierter weißer Zucker und auch brauner Zucker sind nicht gesund. Sie steigern zwar schnell die Energie, haben aber keinen weiteren gesundheitlichen Mehrwert. Negative Folgen übermäßigen Zuckergenusses können Darmbeschwerden wie Blähungen, Darmpilze, Übergewicht und Diabetes sein. Wenn Sie den Zucker wie beim Basenfasten streng meiden, kann es sogar zu einem regelrechten Entzug mit Symptomen wie Kopfschmerzen und Unruhe kommen.

Falls Sie dennoch süßen möchten, können Sie zu Dicksäften aus Apfel, Birne oder Agave greifen. Da sie viel Fruktose enthalten, sollten sie sparsam verwendet werden. Kokosblütenzucker wird in Asien in Handarbeit von Kleinbauern aus Kokosblütenpalmen gewonnen. Das macht ihn teuer. Der Vorteil aber ist, dass er den Blutzuckerspiegel nur halb so stark ansteigen lässt wie weißer Zucker. Zuckeraustauschstoffe wie Xylit empfehlen wir nicht, denn reiner Birkenzucker aus Finnland ist teuer – und wenn man sehr viel davon verzehrt, verursacht er Blähungen und Durchfälle.

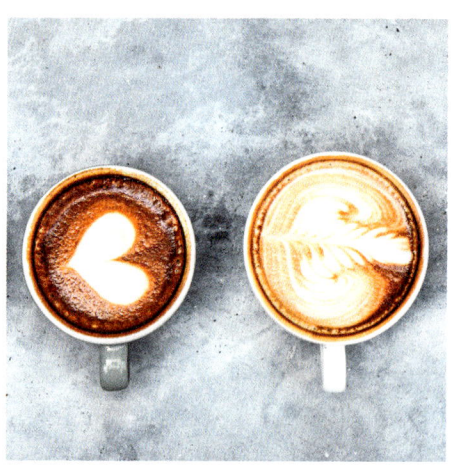

Ob morgens, mittags oder nachmittags – auf seinen Lieblingskaffee muss niemand dauerhaft verzichten.

FLEISCH UND FISCH

Keine Angst, wir wollen den Verzehr von Fleisch und Fisch keineswegs verbieten. Aber wir möchten ein Wort zur Qualität dieser tierischen Produkte und der Häufigkeit ihres Genusses sagen. Wenn einmal wöchentlich Bio-Fleisch und zweimal wöchentlich Fisch auf Ihrem Speiseplan steht, ist das grundsätzlich in Ordnung und deckt sich mit den Empfehlungen der Deutschen Gesellschaft für Ernährung (DGE). Wie Sie wissen, bildet tierisches Eiweiß Säuren und belastet dadurch Ihren Stoffwechsel, Ihre Verdauung und Ihre Gefäße. Falls Sie befürchten, Sie könnten durch den Verzicht auf Fleisch einen Eiweißmangel aufbauen, können wir Sie beruhigen: Es wird eine Aufnahme von 50 bis 60 Gramm Eiweiß pro Tag empfohlen und dieser Bedarf lässt sich problemlos aus pflanzlichen Quellen decken (siehe Seite 24 f.).

EIN BASENTAG PRO WOCHE

Sollten Sie es mit dem Verzehr von säurehaltigen Lebensmitteln doch einmal übertrieben haben, können Sie dies durch einen basischen Tag pro Woche ausgleichen.
Gerade am Wochenende wird man beim Restaurantbesuch mit Freunden oder bei Festen im Familienkreis oft zum Genuss von üppigen Mahlzeiten mit Kaffee, Kuchen, Fleisch und auch Alkohol verleitet. Hier bietet es sich an, den Stoffwechsel zum Beispiel gleich am Montag dabei zu unterstützen, die gebildeten Säuren wieder auszuscheiden. Und so könnte Ihr Basentag aussehen:

- **Frühstück**: Essen Sie ein basisches Müsli mit Erdmandelflocken, Obst und Mandeln. Besonders schnell geht es mit dem Wacker-Müsli mit gekeimtem Buchweizen, gekeimten Haferflocken, getrockneten Datteln und Kokosflocken. Auch ein frisch zubereiteter Smoothie mit Obst und Gemüse nach Wahl ist basisch.
- **Mittagessen**: Mittags können Sie zum Beispiel zwischen einem Salat oder einem Rohkostteller, Kartoffel- oder Gemüsegerichten oder Bratlingen aus gekeimtem Kichererbsenmehl wählen.
- **Abendessen**: Kochen Sie eine Gemüsesuppe. Sie müssen übrigens nicht immer nur frische Ware verwenden – Tiefkühlgemüse ist erlaubt! Verfeinern Sie die Suppe mit frischen Kräutern oder Keimlingen. Wenn der Hunger größer ist, schmeckt ein Gemüseeintopf mit Kartoffeln.

Als Grundlage für Ihren Basentag kann natürlich auch das Basenfasten-Programm (siehe Seite 53) dienen.
Eine elegante Möglichkeit, den Alltag basenreicher zu gestalten, ist diese: Setzen Sie jeden Tag eine basische Mahlzeit auf den Speiseplan. Wechseln Sie zwischen den drei Mahlzeiten des Tages: Essen Sie mal ein basisches Frühstück, mal ein basisches Mittagessen und mal ein basisches Abendessen. Unsere Basenfasten-Rezepte bieten eine große Auswahl an Möglichkeiten (siehe Seite 83 ff.).

UNTERSCHIEDLICH SAUER

Nicht alle Getreidesorten sind gleich sauer. Die Säurewirkung der folgenden Getreide und -produkte nimmt von oben nach unten ab:

Weißmehlprodukte aus Weizen
Weißmehlprodukte aus Dinkel
Hafer- und Getreideflocken
Polierte Getreide wie weißer Reis
Vollkornprodukte allgemein
Roggen, Weizen
Kamut, Emmer
Dinkel
Gerste, Hafer
Grünkern
Mais
Hirse
Braunhirse
Teff (Zwerghirse)
Quinoa
Canihua
Amarant

GETREIDE, EIN MENGENSPIEL

Da es oft schnell gehen muss, sind belegte Brote oder Brötchen, Gebäck und Kuchen bei vielen Menschen ein wichtiger Bestandteil der Ernährung. Nudelgerichte sind am Abend schnell zubereitet. Aber Vorsicht: Getreide wird sauer verstoffwechselt. Basisch wird es nur durch das Keimen (**siehe Seite 100 f.**).

Normalerweise sind Mahlzeiten mit Getreideanteil kein Problem. Wer an Zöliakie leidet, sollte allerdings auf glutenhaltige Sorten verzichten (**siehe Seite 25 ff.**). Für Abwechslung im Speiseplan sorgen Hirse, Braunhirse oder Zwerghirse sowie Pseudogetreide wie Amarant, Quinoa und Buchweizen. Sie enthalten wertvolle Mineralien, Spurenelemente und Vitamine. Quinoa, Amarant und Hirse sind zudem glutenfrei.

ROHKOST – IMMER RATSAM?

Der Verzehr von Rohkost ist grundsätzlich zu empfehlen – sofern sie vertragen wird. Wenn man zu viel oder nach 14 Uhr noch Rohkost isst, können Blähungen die Folge sein. Dies gilt besonders für Menschen mit empfindlichem Darm. Der Verzehr von Rohkost garantiert, dass die Vitamine, Mineralstoffe, Enzyme und sekundären Pflanzenstoffe in der Nahrung erhalten bleiben. Verluste durch Erhitzen werden vermieden.

Wir empfehlen, vermehrt zu sehr enzymreichen Obstsorten zu greifen. Enzyme bauen Eiweiße und damit auch Entzündungen im Körper ab. Sie sorgen für eine gute Verdauung und unterstützen außerdem die Aufspaltung von Fetten. Zu den enzymreichen Obstsorten zählen Ananas, Papaya, Mango und Kiwi. Die Ananas enthält das entzündungshemmende Enzym Bromelain. Papaya und Kiwi enthalten die eiweißspaltenden Enzyme Papain und Actinidain.

BASISCHE ERNÄHRUNG GEGEN STRESS

Vielleicht erstaunt es Sie zu lesen, dass es einen Zusammenhang zwischen Stress und dem Säure-Basen-Haushalt gibt.
Im Jahr 2016 untersuchten Wissenschaftler der Justus-Liebig-Universität Gießen und der Rheinischen Friedrich-Wilhelms-Universität Bonn an 200 gesunden Kindern, ob eine säurebetonte Ernährung die Konzentration von Stresshormonen im Blut erhöht. Die Kinder bekamen eine eiweißreiche und mineralstoffarme Kost. Das Ergebnis der Studie bestätigte die Annahme. Die Säurebelastung und der erhöhte Stresshormonspiegel führten zu einer verringerten Knochenstabilität und einem leicht erhöhten Blutdruck. Nach Auffassung der Wissenschaftler können Obst und Gemüse aufgrund ihres Gehalts an Magnesium und Kalium die Säurelast im Körper und damit auch den Stress verringern.

DIE BASISCHE FAMILIE

Hier die gute Nachricht für alle Mütter und Väter: Eine basenbetonte Alltagsernährung ist durchaus familientauglich. Da offene Veränderungen der Ernährungsgewohnheiten oft auf Widerstand stoßen, sollten Sie es langsam angehen. Kündigen Sie die Umstellung auf eine basenreichere Ernährung nicht groß an. Servieren Sie auch weiterhin die bekannten und beliebten Fleisch- oder Fischgerichte, aber überraschen Sie Ihre Lieben zunehmend öfter mit abwechslungsreichen und farbenfrohen basischen Rezepten.
Sie können die Familie umgekehrt auch in die Planung der Mahlzeiten einbeziehen. Schlagen Sie vor, dass abwechselnd mal Sie und mal die Familie oder die Kinder die Auswahl treffen dürfen. Die meisten Kinder mögen die basischen Gerichte sehr gern, sofern sie schmackhaft zubereitet und liebevoll angerichtet sind.

KULINARISCHE OFFENHEIT

Wer sich gesund – also basenreich – ernähren will, braucht Selbstdisziplin und die Bereitschaft, neue Rezepte auszuprobieren. Alte Gewohnheiten sind hartnäckig, und wenn man nicht aufpasst, stellen sie sich ganz schnell wieder ein. Wer aber nach einer erfolgreichen Basenfasten-Kur eine Erleichterung seiner Gelenkbeschwerden erfahren hat, wird hoch motiviert sein dranzubleiben. Er wird Stoffwechsel und Gelenke auch weiterhin mit hochwertigen Lebensmitteln unterstützen, statt Medikamente einzunehmen. Die Rezepte aus dem Basenfasten-Programm können dabei eine große Hilfe sein. Probieren Sie auch bislang ungewohnte Kombinationen aus – und vielleicht erobert das eine oder andere Gericht sogar einen festen Platz auf Ihrem Speiseplan. Weitere Informationen und Inspiration für das Basenfasten sowie die basische Ernährung finden Sie auf unserer Internetseite http://www.basenfasten.de.

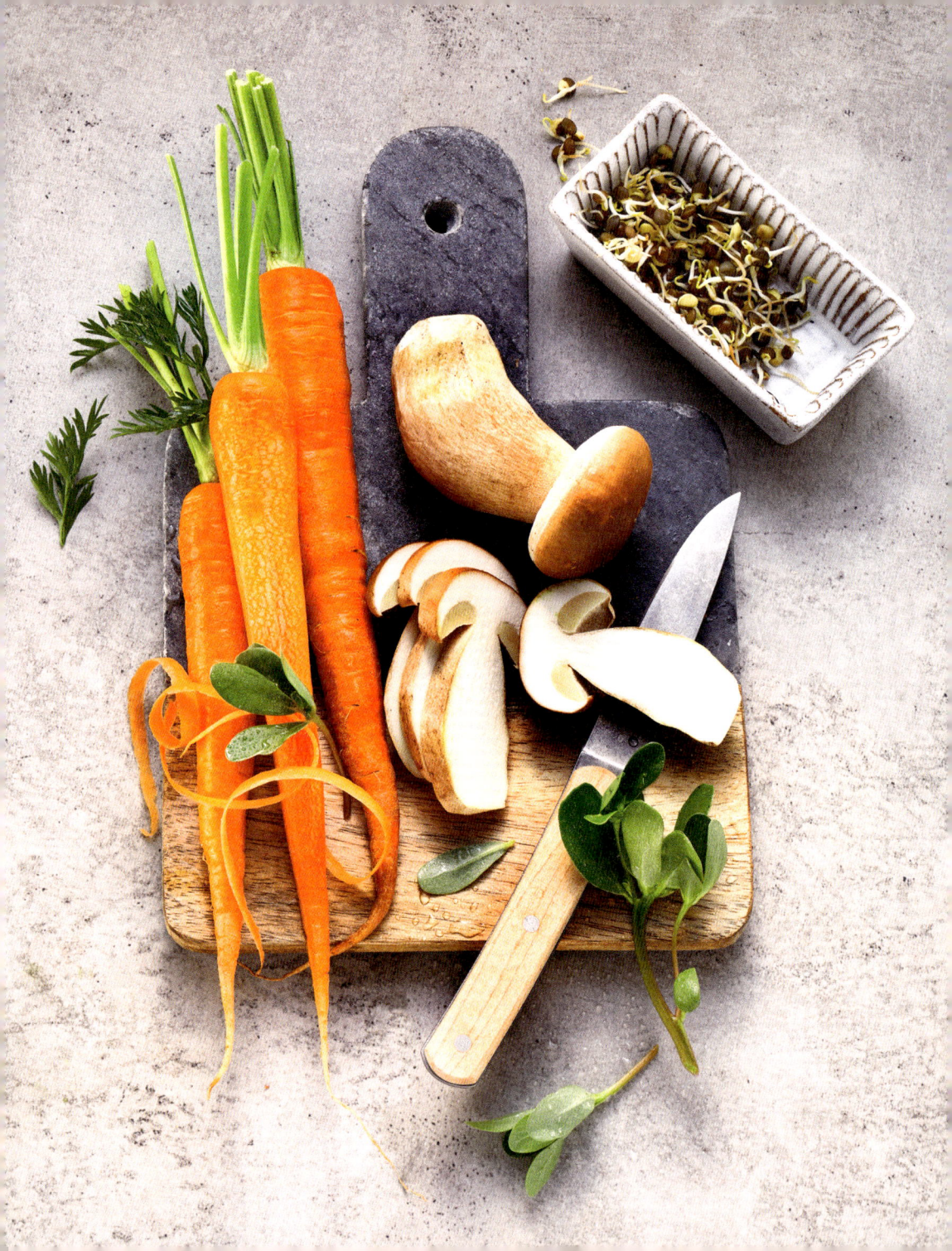

GENUSSVOLL BASENFASTEN

Von Verzicht keine Spur! Diese alltagstauglichen Rezepte machen das Basenfasten zur kulinarischen Bereicherung. Ob Rohkost und Gekochtes, eiweiß- oder kohlenhydratbetonte Gerichte: Alle Mahlzeiten helfen den Gelenken mit einem Maximum an gesunden Vitalstoffen.

MORGENS: MÜSLI, PORRIDGE, SMOOTHIE
84

MITTAGS: ROHKOST
90

MITTAGS & ABENDS: SUPPEN & GEMÜSEGERICHTE
102

BASISCH DIPPEN & KNABBERN
118

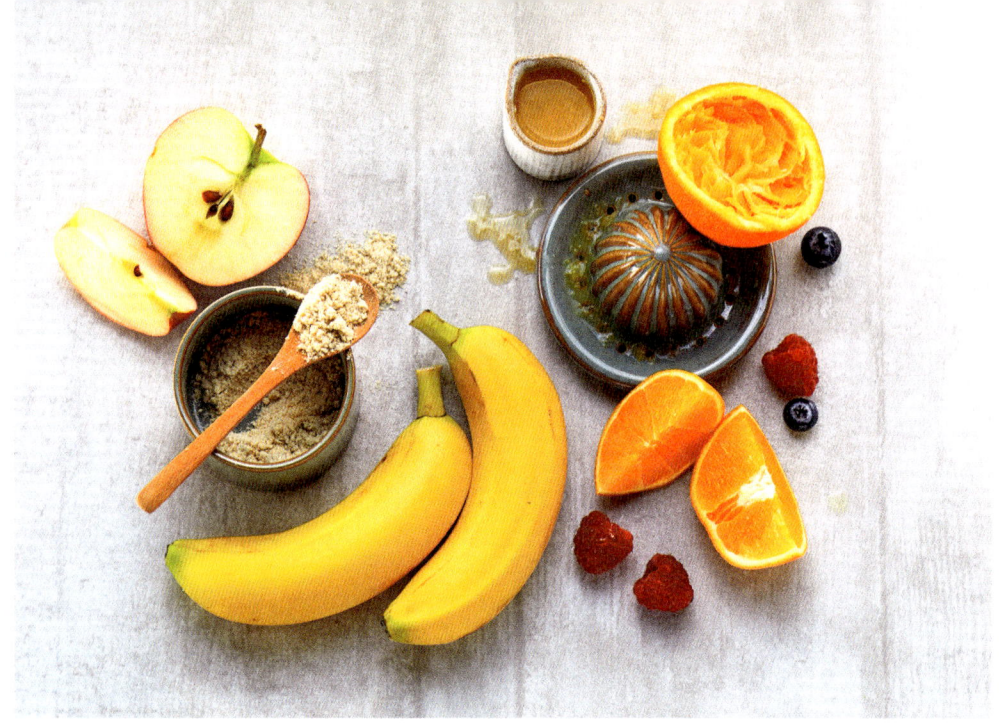

MORGENS: MÜSLI, PORRIDGE, SMOOTHIE

Das 100-prozentig basische Frühstück der Basenfasten-Kur besteht in erster Linie aus Obst – das macht das basische Müsli nach Wacker zum Frühstücksklassiker. Da sich die Auswahl der Lebensmittel immer an der Saison orientiert, wird dieses Müsli nie langweilig. Gerade im Sommer und Herbst bietet die Natur eine große Auswahl an verschiedenen Obstsorten. Aber nicht jeder mag Obst oder verträgt es am Morgen. Wie wäre es also mit einem 100-prozentig basischen Porridge auf Basis von Erdmandelflocken? Das Gute daran ist, dass es dieses Porridge auch in der würzigen Variante gibt, die etwas reichhaltiger ist. Unser Vorschlag: Gestalten Sie Ihr Frühstück an den ersten drei Basenfasten-Tagen mit Porridge, damit Sie sicher satt werden, und gehen Sie danach zum basischen Müsli über.

MORGENS: MÜSLI, PORRIDGE, SMOOTHIE

BASISCHES MÜSLI: GRUNDREZEPT

DIE BASIS FÜR ALLE UNSERE MÜSLIS

2 reife Bananen • 2 kleine Äpfel • 2 EL gehackte Mandeln • 4 EL Erdmandelflocken • 1 Orange

Für 2 Personen • 10 Min. Zubereitung
Pro Portion ca. 335 kcal, 6 g E, 12 g F, 45 g KH

1. Bananen schälen und mit einer Gabel zerdrücken. Äpfel waschen, reiben und unter die Bananen mischen.
2. Mandeln und Erdmandelflocken zugeben.
3. Orange auspressen, Saft unter das Müsli rühren und alles kurz durchziehen lassen.

BASENMÜSLI »BEEREN«

MIT BESONDERS AROMATISCHER NOTE

2 reife Bananen • 250 g Himbeeren • ½ Zitrone • 2 EL Zedernnusskerne • 6 EL Erdmandelflocken

Für 2 Personen • 10 Min. Zubereitung
Pro Portion ca. 320 kcal, 7 g E, 13 g F, 33 g KH

1. Bananen schälen, in Scheiben schneiden und auf zwei Schalen verteilen. Himbeeren waschen und putzen. Eine Hälfte zu den Bananen geben, die andere mit der Gabel zerdrücken.
2. Zitrone auspressen, den Saft mit den zerdrückten Himbeeren mischen und die Mischung über das Obst träufeln.
3. Zedernnusskerne hacken und mit den Erdmandelflocken über das Obst streuen.

BASENMÜSLI MIT GEKEIMTER HIRSE

BESONDERS EIWEISSREICH

4 EL Hirse (zum Keimen; ersatzweise gekeimte Goldhirse) • 2 reife Bananen • 2 kleine Äpfel • 2 EL Chia-Samen • 1 EL Hanfsamen • 1 Orange

Für 2 Personen • 3 Tage Keimen • 10 Min. Zubereitung
Pro Portion ca. 335 kcal, 7 g E, 7 g F, 55 g KH

1. Hirse keimen (**siehe Seite 100 f.**).
2. Bananen schälen und mit einer Gabel gut zerdrücken.
3. Äpfel waschen, reiben und unter die Bananen mischen.
4. Hirse, Chia- und Hanfsamen dazugeben.
5. Orange auspressen, den Saft unter das Müsli rühren und alles noch einmal kurz durchziehen lassen.

UNSER MÜSLI

Das Besondere am Basenfasten-Müsli ist, dass wir weder Milch und Milchprodukte noch die üblichen Getreideflocken verwenden. Das herkömmliche Getreide wird durch Erdmandelflocken ersetzt (auch Chufas Nüssli genannt). Es gibt sie pur oder geröstet. Inzwischen sind auch viele Getreidesorten bereits gekeimt im Bioladen oder im Reformhaus erhältlich. Da wir sie ebenfalls gerne zum Basenfasten verwenden, enthalten einige unserer Rezepte gekeimte glutenfreie Getreide oder Pseudogetreide wie Hirse, Braunhirse und Buchweizen.

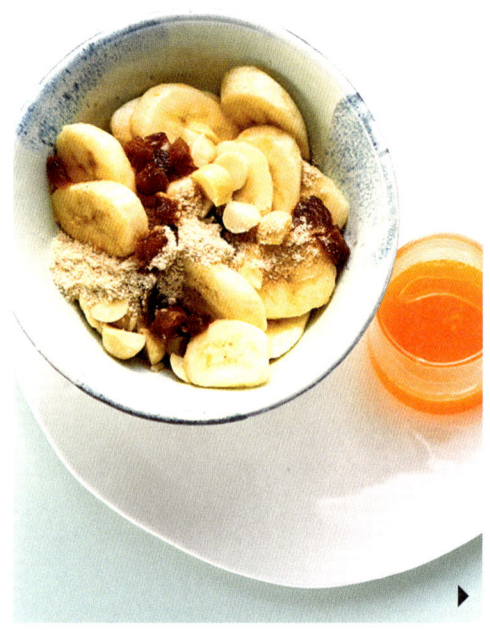

BASENMÜSLI MIT APRIKOSEN

GEEIGNET BEI FRUKTOSEINTOLERANZ

2 reife Bananen • 4 frische Aprikosen (ersatzweise getrocknete ungeschwefelte Aprikosen) • 2 EL Macadamianusskerne • 2 EL Erdmandelflocken • 1 Mandarine

Für 2 Personen • 10 Min. Zubereitung
Pro Portion ca. 285 kcal, 4 g E, 13 g F, 33 g KH

1. Bananen schälen und in Scheiben schneiden. Die frischen Aprikosen waschen, entkernen und in kleine Stücke schneiden. Falls Sie Trockenobst verwenden, die Aprikosen in kleine Stücke schneiden.
2. Macadamianusskerne hacken und mit den Erdmandelflocken zum Obst geben.
3. Die Mandarine auspressen, den Saft unter das Müsli rühren und alles kurz durchziehen lassen.

WACKER-MÜSLI MIT ORANGENSAFT

FÜR BESONDERS EILIGE

2 Orangen • 12 EL Wacker-Müsli

Für 2 Personen • 5 Min. Zubereitung
Pro Portion ca. 285 kcal, 7 g E, 2 g F, 57 g KH

1. Orangen auspressen.
2. Wacker-Müsli auf zwei Schalen verteilen und mit Orangensaft beträufeln.

UNENDLICHE MÖGLICHKEITEN

Ob Sie sich nun für ein selbst gemachtes Müsli oder das schnelle Wacker-Müsli entscheiden: Bei den weiteren basischen Zutaten sind Ihrer Fantasie (fast) keine Grenzen gesetzt. Sie können Ihr Müsli etwa mit gekeimter Braunhirse oder Quinoa, basischen Nüssen oder Samen erweitern. Beim Obst empfehlen sich der Jahreszeit entsprechende Früchte. Im Sommer können Sie Bananen und Äpfel zum Beispiel durch Himbeeren, Erdbeeren, Heidelbeeren, Pfirsiche, Feigen oder Melonen ersetzen. Im Herbst sind Mirabellen, Pflaumen oder Trauben reif. Statt des Orangensafts können Sie auch Mandeldrink verwenden. Der hat mehr Kalorien, sättigt dafür aber auch stärker.

MORGENS: MÜSLI, PORRIDGE, SMOOTHIE

WACKER-PORRIDGE »MANDEL«

SÄTTIGENDES FRÜHSTÜCK

2 EL Hirse (zum Keimen; ersatzweise gekeimte Goldhirse) • 10 EL Erdmandelflocken • 1 TL gemahlene Vanille • 2 Bananen • 1 Apfel • 2 EL weißes Mandelmus • 2 EL gehackte Mandeln

Für 2 Personen • 3 Tage Keimen • 15 Min. Zubereitung
Pro Portion ca. 550 kcal, 11 g E, 29 g F, 54 g KH

1. Hirse keimen (siehe Seite 100 f.).
2. Erdmandelflocken und Vanille mit 300 ml heißem Wasser mischen. Quellen lassen.
3. Bananen schälen und mit der Gabel zerdrücken. Apfel waschen und reiben. Mit Hirse, Mandelmus, Mandeln unterrühren.

WACKER-PORRIDGE MIT HEIDELBEEREN

VIELE SEKUNDÄRE PFLANZENSTOFFE

10 EL geröstete Erdmandelflocken • 300 ml Kokoswasser • 2 Bananen • 2 EL Paranusskerne • 250 g Heidelbeeren • 2 EL Kokosflocken

Für 2 Personen • 15 Min. Zubereitung
Pro Portion ca. 455 kcal, 8 g E, 23 g F, 45 g KH

1. Erdmandelflocken mit Kokoswasser übergießen, umrühren und kurz quellen lassen.
2. Bananen schälen und mit der Gabel zerdrücken. Paranusskerne hacken, mit Beeren und Kokosflocken zum Porridge geben.

WÜRZIGES WACKER-PORRIDGE

FÜR ALLE, DIE ES HERZHAFT MÖGEN

2 kleine Möhren • 10 EL Erdmandelflocken • 2 EL Tahin (Sesampaste) • 1 TL gemahlene Nelken • 1 TL gemahlener Kardamom • 2 TL gemahlene Kurkuma

Für 2 Personen • 15 Min. Zubereitung
Pro Portion ca. 295 kcal, 7 g E, 19 g F, 20 g KH

1. Möhren putzen, unter fließendem Wasser mit der Gemüsebürste säubern, trocken tupfen und reiben. Wer morgens keine Rohkost mag oder verträgt, kann die gewaschenen und geputzten Möhren auch in Stücke schneiden, im Gemüsedämpfer garen und pürieren oder vor dem Garen in kleine Stifte schneiden.
2. In einer Schale mit Erdmandelflocken, 300 ml Wasser, Tahin, Nelken, Kardamom und Kurkuma mischen. Kurz quellen lassen.

◀

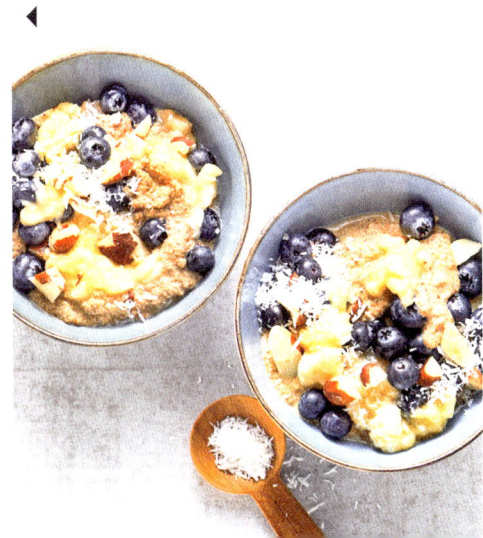

STACHELBEER-BIRNEN-SMOOTHIE

FÜR BEERENLIEBHABER

250 g Stachelbeeren • 1 reife Birne • 80 g Baby-Spinat • 4 Blätter frische Pfefferminze • 2 EL Hanfsamen • 2 EL geröstete Erdmandelflocken

Für 2 Personen • 10 Min. Zubereitung
Pro Portion ca. 190 kcal, 6 g E, 7 g F, 19 g KH

1. Stachelbeeren putzen, waschen und trocken tupfen. Birne waschen, vierteln, vom Kerngehäuse befreien und in große Stücke schneiden. Baby-Spinat waschen und abtropfen lassen. Pfefferminzblätter waschen und trocken schütteln.
2. Stachelbeeren, Birnenstücke, Baby-Spinat, Hanfsamen und Erdmandelflocken mit 500 ml Wasser in den Mixer geben und cremig pürieren.
3. Smoothie auf zwei Gläser verteilen und mit Pfefferminzblättern garnieren.

JOHANNISBEER-MANDEL-SMOOTHIE

AUS DEM GARTEN AUF DEN TISCH

1 Gartengurke (ersatzweise ½ Salatgurke) • 1 Banane • 250 g Rote Johannisbeeren • 1 Limette • 2 EL Mandeln • 2 EL Erdmandelflocken • 300 ml Mandeldrink

Für 2 Personen • 5 Min. Zubereitung
Pro Portion ca. 275 kcal, 7 g E, 12 g F, 26 g KH

1. Gurke waschen, schälen und in große Stücke schneiden. Banane schälen und in große Stücke schneiden. Johannisbeeren waschen, trocken tupfen und von den Rispen zupfen. Limette auspressen.
2. Gurken- und Bananenstücke, Johannisbeeren, Mandeln, Erdmandelflocken, Mandeldrink und Limettensaft im Mixer pürieren. Wenn die Mischung zu dickflüssig ist, noch etwas Mandeldrink oder Wasser zugeben, bis sie die gewünschte Konsistenz hat.

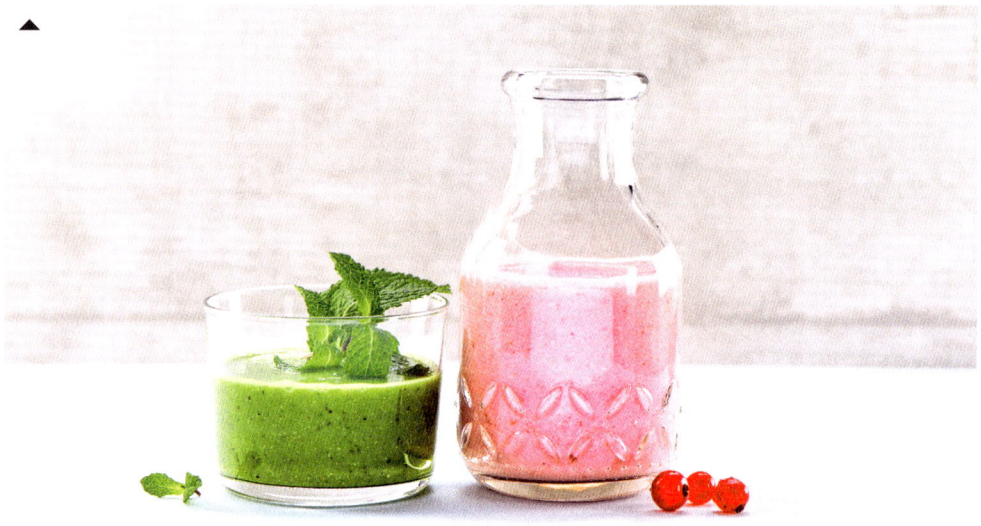

AVOCADOCREME MIT JOHANNISBEEREN

BESONDERS CREMIG UND SÄTTIGEND

250 g Schwarze Johannisbeeren • 1 Avocado • 5 Paranusskerne • 2 EL Hanfsamen • 4 EL Erdmandelflocken • 200 ml Mandeldrink

Für 2 Personen • 10 Min. Zubereitung
Pro Portion ca. 415 kcal, 9 g E, 31 g F, 18 g KH

1. Johannisbeeren waschen, trocken tupfen und von den Rispen direkt in den Mixer zupfen. Avocado halbieren, den Kern entfernen, das Fruchtfleisch mit dem Löffel aus der Schale lösen und ebenfalls in den Mixer geben.
2. Paranüsse, Hanfsamen, Erdmandelflocken und Mandeldrink dazugeben und im Mixer cremig pürieren.

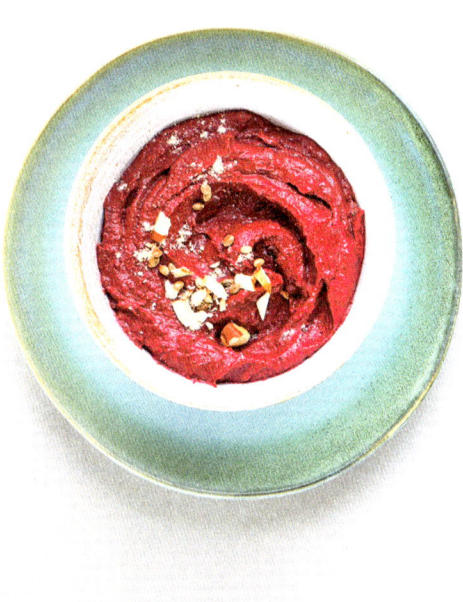

MILCH AUS SÜSSEN APRIKOSENKERNEN

DIE SELBST GEMACHTE MILCHALTERNATIVE

200 g süße Aprikosenkerne • 1 EL Mandel-Kokos-Creme

Für 2 Personen • über Nacht Einweichen • 10 Min. Zubereitung
Pro Portion ca. 670 kcal, 24 g E, 55 g F, 15 g KH

1. Aprikosenkerne über Nacht in Wasser einweichen und am nächsten Tag abgießen.
2. Aprikosenkerne mit 600 ml Wasser im Hochleistungsmixer möglichst glatt pürieren. Gegebenenfalls noch etwas Wasser zugeben, bis die gewünschte milchige Konsistenz erreicht ist.
3. Mandel-Kokos-Creme dazugeben und noch einmal kurz durchmixen.

STATT MANDELDRINK

Diesen selbst gemachten Milchersatz können Sie in Müslis oder Desserts jederzeit anstelle gekaufter Mandeldrinks verwenden. Er macht die Mahlzeiten noch hochwertiger! Probieren Sie das Rezept auch mal mit Pistazien oder Paranüssen – exklusiv, aber sehr lecker!

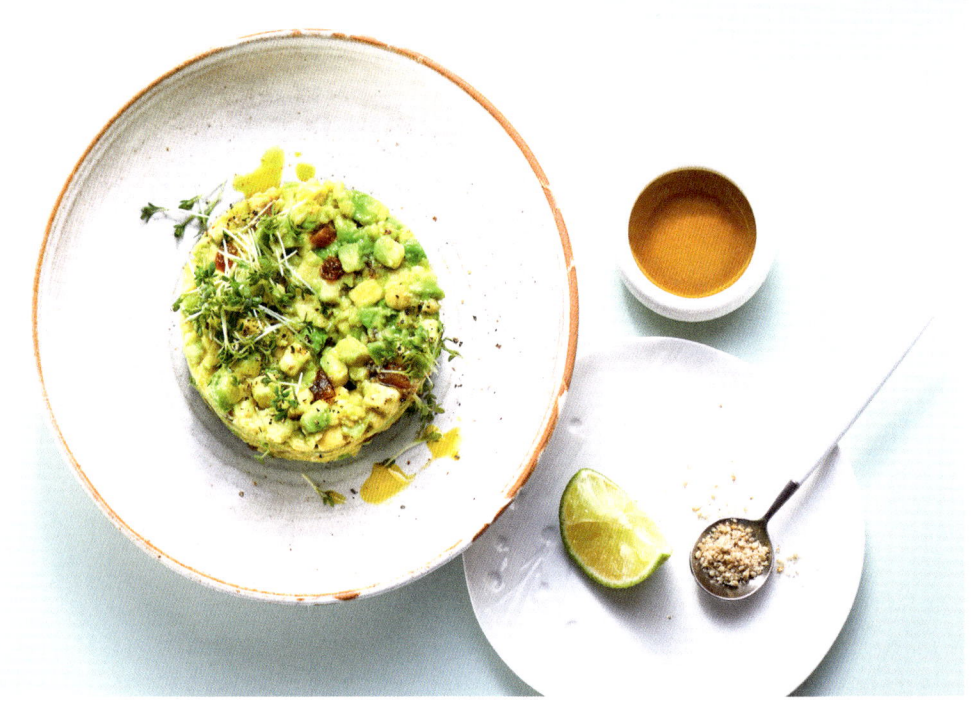

MITTAGS: ROHKOST

Zu jedem Mittagessen gehört ein Salat oder wenigstens ein Smoothie mit Gemüseanteil. Essen Sie Salate immer nur mittags, denn am Abend mag unser Organismus keine Rohkost mehr. Wenn Ihnen Rohkost generell nicht gut bekommt, Sie aber dennoch Appetit auf Salat haben, können Sie auf die gekochten Salate wie Rote-Bete-Kürbis-Salat, Brokkolisalat mit Belugalinsen oder Kartoffelsalat mit Wildkräutersauce ausweichen. Orientieren Sie sich bei den Zutaten auch hier immer an der Jahreszeit: Im Frühling bieten sich die sehr mineralhaltigen Wildkräutersalate an, im Sommer Rucola und Tomaten, im Herbst und Winter eine Wurzelgemüserohkost, zum Beispiel Möhren- oder Pastinakensalat. Salate aus Wurzelgemüsen lassen sich hervorragend auf Vorrat zubereiten und ins Büro mitnehmen.

AVOCADOTATAR MIT BELUGALINSEN

EIN SCHNELLES MITTAGESSEN

8 EL Belugalinsen (zum Keimen) • 1 Limette • 2 Avocados • 10 Kirschtomaten • 8 EL Zedernnusskerne • 2 EL Walnussöl • 1 TL Sesamsalz (Gomasio) • schwarzer Pfeffer (frisch gemahlen) • ½ Kästchen Gartenkresse

Für 2 Personen • 3 Tage Keimen • 15 Min. Zubereitung
Pro Portion ca. 720 kcal, 22 g E, 51 g F, 32 g KH

1. Belugalinsen keimen (**siehe Seite 100 f.**).
2. Limette auspressen. Avocados halbieren, Kerne entfernen, Fruchtfleisch mit dem Löffel herauslösen und in kleine Würfel schneiden. Mit Limettensaft beträufeln.
3. Kirschtomaten waschen, trocken reiben und achteln. Zedernnusskerne fein hacken.
4. Gekeimte Belugalinsen, Tomaten, Walnussöl, gehackte Zedernnusskerne und Sesamsalz unter die Avocado-Limetten-Mischung ziehen. Mit Pfeffer würzen.
5. Kresse vom Beet schneiden. Tatar – auf Wunsch unter Verwendung eines Speiserings – auf zwei Tellern anrichten und mit Kresse garnieren.

EDLE LINSEN

Die meisten Linsensorten eignen sich gut zum Keimen. Wir bevorzugen Berg- oder Belugalinsen wegen ihres feinen Aromas. Eine genaue Anleitung finden Sie auf Seite 100 f.

AVOCADOTATAR MIT APRIKOSEN

CREMIG – FRUCHTIG - FRISCH

1 Limette • 2 Avocados • 4 frische Aprikosen (ersatzweise ungeschwefelte getrocknete Aprikosen) • 1 EL Avocadoöl • 8 EL gehackte Mandeln • 1 TL Sesamsalz (Gomasio) • schwarzer Pfeffer (frisch gemahlen) • ½ Kästchen Gartenkresse

Für 2 Personen • 30 Min. Zubereitung
Pro Portion ca. 580 kcal, 13 g E, 46 g F, 18 g KH

1. Limette auspressen. Avocados halbieren und den Kern entfernen. Fruchtfleisch mit dem Löffel aus den Schalen lösen, in kleine Würfel schneiden und mit dem Limettensaft beträufeln.
2. Frische Aprikosen waschen, entkernen und in kleine Würfel schneiden. Falls Sie stattdessen Trockenobst verwenden, die getrockneten Aprikosen in kleine Stücke schneiden.
3. Klein geschnittene Aprikosen, Avocadoöl, gehackte Mandeln und Sesamsalz unter die Avocado-Limetten-Mischung ziehen. Mit Pfeffer abschmecken.
4. Kresse vom Beet schneiden.
5. Tatar – auf Wunsch unter Verwendung eines Speiserings – auf zwei Tellern anrichten und mit Kresse garniert servieren (**siehe Foto Seite 90**).

OMEGA-3-SMOOTHIE

GESUNDE UNGESÄTTIGTE FETTSÄUREN

2 Bund Sommerportulak • 3 Stängel Basilikum • 1 Mango • 1 Banane • 2 EL geröstete Erdmandelflocken • 4 EL Hanfsamen • 4 EL Aprikosenkerne

Für 2 Personen • 10 Min. Zubereitung
Pro Portion ca. 475 kcal, 16 g E, 27 g F, 34 g KH

1. Sommerportulak waschen, trocken schütteln und die dicken Stielenden entfernen. Basilikum waschen, trocken schütteln und die Blätter abzupfen.
2. Die Mango schälen und das Fruchtfleisch vom Stein schneiden.
3. Die Banane schälen und in große Stücke zerteilen.
4. Portulak, Basilikum, Mango, Banane, Erdmandelflocken, Hanfsamen und Aprikosenkerne mit 500 ml Wasser im Mixer zu einem glatten Smoothie pürieren.
5. Smoothie auf zwei Gläser verteilen.

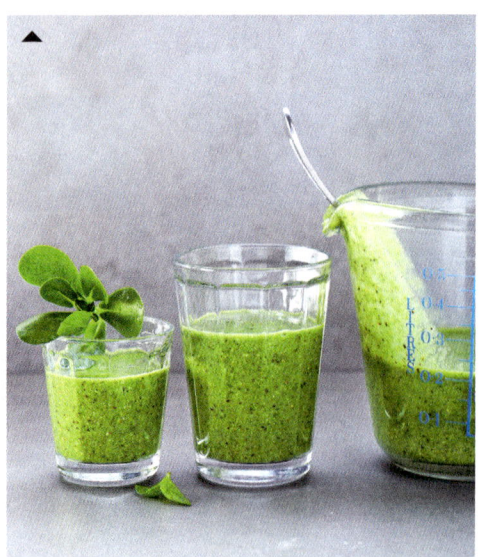

GAZPACHO AUS SOMMERPORTULAK

KLASSIKER MIT BESONDEREM DREH

1 Bund Sommerportulak • 1 Bund Dill • 5 Stängel Pfefferminze • 1 Salatgurke • 200 ml Gemüsebrühe • 300 ml Mandeldrink • 6 EL geröstete Erdmandelflocken • 2 TL Sesamsalz (Gomasio) • 2 TL gemahlener Kreuzkümmel • 2 TL gemahlene Kurkuma • 1 TL Kokosblütensirup

Für 2 Personen • 10 Min. Zubereitung
Pro Portion ca. 220 kcal, 6 g E, 11 g F, 20 g KH

1. Portulak waschen, trocken schütteln und die dicken Stielenden entfernen.
2. Dill waschen, trocken schütteln und grob hacken. Pfefferminze waschen, trocken schütteln und die Blätter abzupfen.
3. Gurke waschen und in große Stücke schneiden.
4. Portulak, Dill, Pfefferminzblätter und Gurkenstücke mit Gemüsebrühe, Mandeldrink, Erdmandelflocken, Sesamsalz, Kreuzkümmel, Kurkuma und Kokosblütensirup im Mixer zu einer sämigen Suppe pürieren.
5. Den fertigen Gazpacho auf zwei Teller verteilen und servieren.

SOMMERPORTULAK

Sommerportulak ist ein vergessenes Gemüse. Sein Geschmack ist leicht salzig-säuerlich und erinnert an Kapern. Der hohe Gehalt an Omega-3-Fettsäuren und Vitamin C macht ihn für die Gelenke so wertvoll.

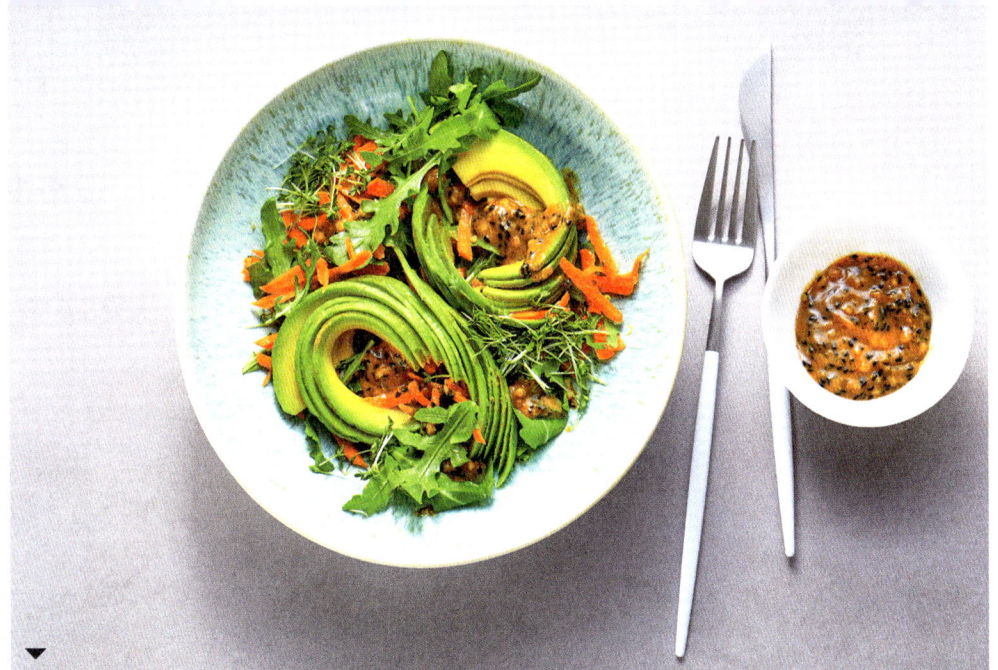

RUCOLASALAT MIT MANDELDRESSING

CREMIG UND EIN WENIG SCHARF

150 g Rucola • 1 Möhre (ersatzweise 12 Kirschtomaten) • 1 Avocado • 1 Mandarine • 3 EL Avocadoöl • 3 EL Mandelmus • 2 EL gehackte Mandeln • 2 EL schwarze Sesamsamen • 2 TL Sesamsalz (Gomasio) • schwarzer Pfeffer (frisch gemahlen) • 1 Kästchen Gartenkresse

Für 2 Personen • 15 Min. Zubereitung
Pro Portion ca. 715 kcal, 16 g E, 60 g F, 19 g KH

1. Rucola verlesen, waschen, trocken schütteln und die dicken Stielenden entfernen.
2. Möhre putzen, unter fließendem Wasser mit der Gemüsebürste säubern, trocken tupfen und raspeln. Ersatzweise Kirschtomaten waschen, trocken reiben und in Viertel schneiden.
3. Avocado halbieren und den Kern entfernen. Fruchtfleisch mit dem Löffel aus der Schale lösen und in dünne Scheiben schneiden.
4. Mandarine auspressen. Avocadoöl, Mandelmus, Mandarinensaft, gehackte Mandeln, Sesamsamen, Sesamsalz und schwarzen Pfeffer in eine kleine Schüssel geben und gründlich verrühren.
5. Rucola, Möhrenraspel (ersatzweise Kirschtomatenviertel) und Avocadoscheiben in eine Salatschüssel geben und mit dem Mandeldressing mischen.
6. Kresse vom Beet schneiden. Den Rucolasalat auf zwei Teller verteilen und mit der Kresse garnieren.

RUCOLASALAT MIT GRANATAPFELDRESSING

HIER ISST DAS AUGE MIT

150 g Rucola • 1 Granatapfel • ½ Zitrone • 2 EL Macadamianusskerne • 3 EL Macadamiaöl (ersatzweise anderes Nussöl) • ½ TL Kokosblütensirup • 1 TL Sesamsalz (Gomasio) • schwarzer Pfeffer (frisch gemahlen)

Für 2 Personen • 10 Min. Zubereitung
Pro Portion ca. 330 kcal, 4 g E, 27 g F, 13 g KH

1. Rucola verlesen, waschen, trocken schütteln und die dicken Stielenden entfernen.
2. Granatapfel halbieren. Die eine Hälfte in Stücke brechen und die Kerne über einer Schüssel aus den bitteren Häuten lösen. Die andere Hälfte auspressen.
3. Zitrone auspressen. Macadamianusskerne fein hacken.
4. Granatapfelsaft, Zitronensaft, Macadamiaöl (ersatzweise anderes Nussöl), gehackte Macadamianusskerne, Kokosblütensirup, Sesamsalz und Pfeffer in einer kleinen Schüssel verrühren.
5. Rucola und Granatapfelkerne in einer Salatschüssel mit dem Dressing mischen.

WILDKRÄUTERSALAT MIT HIMBEERDRESSING

FÜR KRÄUTERLIEBHABER

150 g Wildkräuter • 50 g Brunnenkresse • ½ Zitrone • 250 g Himbeeren • 3 EL Walnussöl • ½ TL Kokosblütensirup • 1 TL Sesamsalz (Gomasio) • schwarzer Pfeffer (frisch gemahlen) • 2 EL Aprikosenkerne

Für 2 Personen • 10 Min. Zubereitung
Pro Portion ca. 320 kcal, 8 g E, 24 g F, 11 g KH

1. Wildkräuter und Brunnenkresse verlesen, abbrausen, trocken schütteln und dicke Stielenden entfernen.
2. Zitrone auspressen. Himbeeren waschen und putzen. Die Hälfte der Himbeeren mit einer Gabel zerdrücken.
3. Zitronensaft, zerdrückte Himbeeren, Walnussöl, Kokosblütensirup, Sesamsalz und Pfeffer in einer kleinen Schüssel verrühren.
4. Wildkräuter und Brunnenkresse in eine Salatschüssel geben, mit Dressing beträufeln.
5. Aprikosenkerne hacken. Mit den restlichen Himbeeren auf dem Salat verteilen.

VARIANTEN

An Wildkräutern kommt alles infrage, was Sie in Wald, Flur und im eigenen Garten finden können und oft als »Unkraut« gilt. Das sind zum Beispiel Löwenzahn, Spitzwegerich, Brennnessel, Giersch, Gänseblümchen, Sauerampfer und je nach Region Brunnenkresse. Brunnenkresse aus der Natur schmeckt übrigens sehr scharf. Wenn Kräutersammeln Neuland für Sie ist, sollten Sie lieber auf dem Wochenmarkt nach den gewünschten Kräutern fragen. Wer sich für Wildkräuter interessiert, kann eine Kräuterführung machen oder sich in ein Buch zum Thema vertiefen.

BLÜHENDER SOMMER-PORTULAKSALAT

SOMMER AUF EINEM TELLER

1 Bund Sommerportulak • 2 kleine Zucchini • 1 große Möhre • 4 große Tomaten • 12 Blätter Kapuzinerkresse • ½ Bund Schnittlauch • 1 Limette • 4 EL Olivenöl • 1 EL geschälte Hanfsamen • 3 TL gemahlene Kurkuma • 1 EL Sesamsalz (Gomasio) • schwarzer Pfeffer (frisch gemahlen) • 8 Blüten Kapuzinerkresse

Für 2 Personen • 15 Min. Zubereitung
Pro Portion ca. 385 kcal, 10 g E, 28 g F, 18 g KH

1. Portulak waschen, trocken schütteln und die dicken Stielenden entfernen.
2. Zucchini waschen, putzen und raspeln. Möhre putzen, unter fließendem Wasser mit der Gemüsebürste säubern, trocken tupfen und raspeln. Tomaten waschen, trocken reiben, von Stielansätzen befreien und in dünne Scheiben schneiden.
3. Kapuzinerkresseblätter waschen, trocken schütteln und in feine Streifen schneiden. Schnittlauch waschen, trocken schütteln und in kleine Röllchen schneiden.
4. Limette auspressen. Limettensaft, Olivenöl, Kapuzinerkresseblätter, zwei Drittel der Schnittlauchröllchen, Hanfsamen, Kurkuma, Sesamsalz und Pfeffer in einer kleinen Schüssel verrühren.
5. Portulak, Tomatenscheiben, Zucchini- und Möhrenraspel in eine Schüssel geben und mit dem Dressing mischen.
6. Den Sommerportulaksalat auf zwei Teller verteilen, mit dem restlichen Schnittlauch bestreuen und mit den Kapuzinerkresseblüten dekorieren.

ESSBARE BLÜTEN

Die Blüten der Kapuzinerkresse sind ein besonderer Genuss für Auge und Gaumen. Sie schmecken würzig und ein wenig scharf. Essen Sie die Blüten unbedingt mit!

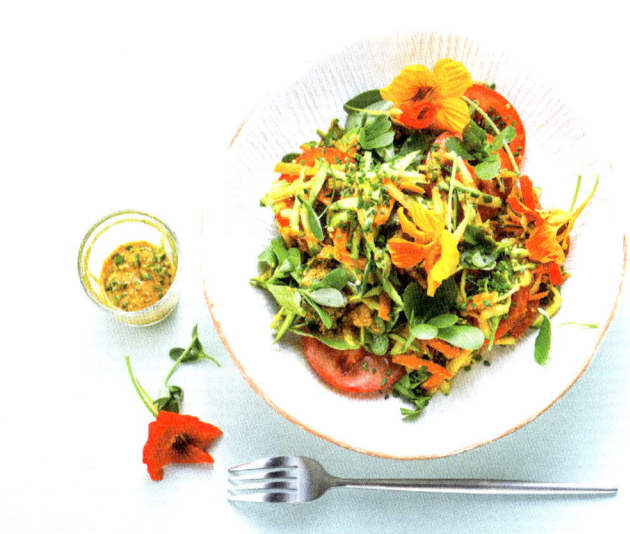

FENCHEL-LINSEN-SALAT

EIN SÄTTIGENDER SALAT FÜRS GANZE JAHR

300 g Belugalinsen (zum Keimen) • 1 kleiner Fenchel • 6 Kirschtomaten (im Winter ersatzweise getrocknete Tomaten) • 1 kleine Schalotte • ½ Bund Schnittlauch • 1 Limette • 1 TL Agavendicksaft • 3 EL Olivenöl • Kräutersalz • schwarzer Pfeffer (frisch gemahlen)

Für 2 Personen • 3 Tage Keimen • 30 Min. Zubereitung

Pro Portion ca. 650 kcal, 37 g E, 18 g F, 69 g KH

1. Belugalinsen keimen (**siehe Seite 100 f.**) und blanchieren.
2. Fenchel waschen, putzen und in dünne Streifen schneiden.
3. Tomaten waschen, trocken reiben und vierteln. Schalotte schälen und in kleine Würfel schneiden. Schnittlauch waschen, trocken schütteln und in kleine Röllchen schneiden.
4. Limette auspressen. Limettensaft, Agavendicksaft, Olivenöl, Kräutersalz und Pfeffer in einer kleinen Schüssel verrühren.
5. Belugalinsen, Fenchelstreifen und Schalottenwürfel in eine Salatschüssel geben und mit dem Dressing mischen.
6. Salat auf zwei Teller verteilen. Mit Tomatenvierteln und Schnittlauchröllchen garnieren und servieren.

FENCHEL DÄMPFEN

Wenn Sie Rohkost schlecht vertragen, können Sie den Fenchel im Gemüsedämpfer garen.

BROKKOLISALAT MIT BELUGALINSEN

VITAMIN- UND BALLASTSTOFFREICH

4 EL Belugalinsen (zum Keimen) • 500 g Brokkoli • 200 g Möhren • 1 Mandarine • 4 EL Walnussöl • 1 TL Sesamsalz (Gomasio) • schwarzer Pfeffer (frisch gemahlen) • 30 g Aprikosenkerne

Für 2 Personen • 3 Tage Keimen • 30 Min. Zubereitung

Pro Portion ca. 480 kcal, 18 g E, 29 g F, 27 g KH

1. Belugalinsen keimen (**siehe Seite 100 f.**).
2. Brokkoli waschen und in Röschen teilen. Brokkoliröschen 10 Min. in den Gemüsedämpfer geben, bis sie eine kräftig grüne Farbe angenommen haben.
3. Möhren schälen und raspeln.
4. Mandarine auspressen.
5. Walnussöl, Mandarinensaft, Sesamsalz und schwarzen Pfeffer in eine kleine Schüssel geben und verrühren.
6. Brokkoliröschen und Möhrenraspel in einer Schüssel mit dem Dressing mischen.
7. Brokkolisalat auf zwei Teller verteilen. Aprikosenkerne hacken und mit den gekeimten Belugalinsen auf dem Salat verteilen.

IST ROHKOST PROBLEMATISCH?

Wenn Sie unter Rohkostunverträglichkeit leiden, geben Sie auch die geraspelten Möhren und die gekeimten Belugalinsen während der letzten 2 bis 3 Minuten zu den Brokkoliröschen in den Gemüsedämpfer.

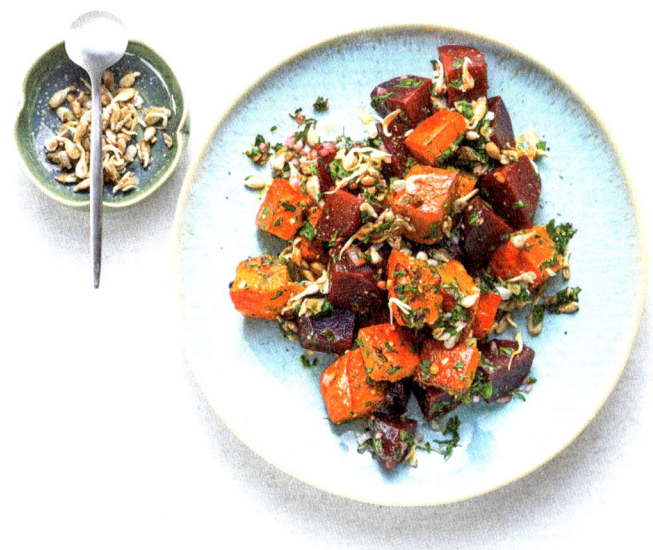

ROTE-BETE-KÜRBIS-SALAT

FRÖHLICHES FARBENSPIEL

2 EL Sonnenblumenkerne (zum Keimen) • 1 kleiner Hokkaido-Kürbis • 6 EL Olivenöl • 2 Rote Beten (vorgegart) • 1 Bund glatte Petersilie • 1 kleine Schalotte • ½ Zitrone • 1 TL Agavendicksaft • 1 TL Sesamsalz (Gomasio) • schwarzer Pfeffer (frisch gemahlen)

Für 2 Personen • 3 Tage Keimen • 30 Min. Zubereitung

Pro Portion ca. 655 kcal, 11 g E, 35 g F, 64 g KH

1. Sonnenblumenkerne keimen (**siehe Seite 100 f.**).
2. Kürbis waschen und halbieren, den faserigen Teil und die Kerne entfernen. Das Kürbisfruchtfleisch in 2–3 cm große Würfel schneiden.
3. 4 EL Olivenöl in einer Pfanne erhitzen und die Kürbiswürfel darin bei mittlerer Hitze in 12 Min. garen.
4. Die vorgegarten Roten Beten in 2–3 cm große Würfel schneiden.
5. Petersilie waschen, trocken schütteln und fein hacken. Schalotte schälen und in kleine Würfel schneiden. Zitrone auspressen.
6. Petersilie, Schalottenwürfel, restliches Olivenöl, Zitronensaft, Agavendicksaft, Sesamsalz und Pfeffer in einer kleinen Schüssel mischen.
7. Kürbis-, Rote-Bete-Würfel und Sonnenblumenkeimlinge in eine Salatschüssel geben und mit dem Dressing mischen.

GUT VORZUBEREITEN

Dieser Salat hält sich problemlos ein paar Tage im Kühlschrank. Da bietet es sich an, gleich die doppelte Menge auf Vorrat zuzubereiten.

KARTOFFELSALAT MIT WILDKRÄUTERSAUCE

HERZHAFTER MAGENFÜLLER

400 g festkochende Kartoffeln • 1 rote Zwiebel • 2 EL Sesamöl • 1 Salatgurke • 1 Bund Wildkräuter (ersatzweise Kräuter der Saison) • 1 Zitrone • 1 EL Kokosblütensirup • Sesamsalz (Gomasio) • bunter Pfeffer (frisch gemahlen) • 2 EL Sonnenblumenkerne

Für 2 Personen • 40 Min. Zubereitung
Pro Portion ca. 365 kcal, 10 g E, 16 g F, 41 g KH

1. Kartoffeln waschen, putzen und im Gemüsedämpfer in etwa 15 Min. garen. Kartoffeln noch warm pellen und in dünne Scheiben schneiden.
2. Zwiebel schälen und in kleine Würfel schneiden. Sesamöl in einer Pfanne erhitzen und die Zwiebelwürfel darin anbraten, bis sie Farbe angenommen haben.
3. Gurke schälen und in mittelgroße Stücke schneiden.
4. Wildkräuter verlesen, abbrausen, trocken schütteln und die dicken Stielenden entfernen. Zitrone auspressen.
5. Gurkenstücke, Wildkräuter, Zitronensaft und Kokosblütensirup im Mixer zu einer cremigen Sauce pürieren.
6. Kartoffelscheiben und angebratene Zwiebelwürfel in eine Salatschüssel geben und die Wildkräutersauce unterziehen. Mit Sesamsalz und Pfeffer abschmecken und mit Sonnenblumenkernen bestreut servieren.

POSTELEINSALAT MIT WALNÜSSEN

EXTRAPORTION OMEGA-3-FETTSÄUREN

150 g Postelein (Winterportulak) • 1 Kästchen Gartenkresse • 1 Urmöhre • 1 Avocado • 3 EL Walnusskerne • 1 Mandarine • 3 EL Chia-Öl (ersatzweise Leinöl) • 2 EL Schwarzkümmel • 2 TL Sesamsalz (Gomasio) • schwarzer Pfeffer (frisch gemahlen)

Für 2 Personen • 15 Min. Zubereitung
Pro Portion ca. 570 kcal, 10 g E, 49 g F, 13 g KH

1. Posteleinblätter verlesen, waschen und trocken schleudern. Kresse vom Beet schneiden. Möhre putzen, unter fließendem Wasser mit der Gemüsebürste gut säubern, trocken tupfen und raspeln.
2. Avocado halbieren, den Kern entfernen, das Fruchtfleisch mit dem Löffel aus der Schale lösen und in Scheiben schneiden. Walnüsse hacken.
3. Mandarine auspressen. Saft in einer kleinen Schüssel mit Chia-Öl, Schwarzkümmel, Sesamsalz und Pfeffer verrühren.
4. Postelein, Möhrenraspel, Avocadoscheiben, Walnüsse und zwei Drittel der Kresse in eine Schüssel geben und vorsichtig mit dem Dressing mischen. Mit der restlichen Kresse garnieren.

POSTELEIN

Das »gewöhnliche Tellerkraut« wird als »Winterportulak« bezeichnet, gehört aber einer anderen Gattung an als der Sommerportulak.

MITTAGS: ROHKOST

BUSCHBOHNENSALAT
SOMMERLICHER SALATGENUSS

250 g Buschbohnen • 200 g Kirschtomaten • 2 Stängel Basilikum • 2 Stängel Bohnenkraut • ½ Limette • 4 EL Olivenöl • ¼ TL Kokosblütensirup • Kräutersalz • bunter Pfeffer (frisch gemahlen) • 12 schwarze Oliven • 2 EL geschälte Hanfsamen

Für 2 Personen • 20 Min. Zubereitung
Pro Portion ca. 355 kcal, 7 g E, 30 g F, 10 g KH

1. Bohnen waschen, Fäden abziehen, Stielansätze und Spitzen abschneiden und in 10 Min. im Gemüsedämpfer garen.
2. Kirschtomaten waschen und vierteln.
3. Basilikum und Bohnenkraut waschen und trocken schütteln. Die Blätter abzupfen und klein schneiden.
4. Limette auspressen. Limettensaft mit Olivenöl, Kokosblütensirup, Kräutersalz und Pfeffer in einer kleinen Schüssel verrühren.
5. Bohnen, Tomaten, Oliven und Kräuter in einer Salatschüssel mit dem Dressing mischen. Mit Hanfsamen bestreut servieren.

RETTICHSALAT
MIT GESUNDEN SENFÖLEN

2 EL Sonnenblumenkerne (zum Keimen) • 1 mittelgroßer weißer Rettich • 1 mittelgroßer roter Rettich • 1 Mandarine • 4 EL Leinöl • ½ TL Kokosblütensirup • Sesamsalz (Gomasio) • schwarzer Pfeffer (frisch gemahlen) • 4 TL Hanfsamen • 1 Kästchen Gartenkresse

Für 2 Personen • 3 Tage Keimen • 15 Min. Zubereitung
Pro Portion ca. 365 kcal, 9 g E, 28 g F, 15 g KH

1. Sonnenblumenkerne keimen (**siehe Seite 100 f.**).
2. Rettiche putzen, unter fließendem Wasser mit der Gemüsebürste säubern, trocken tupfen und fein raspeln.
3. Mandarine auspressen. Mandarinensaft mit Leinöl, Kokosblütensirup, Sesamsalz und Pfeffer in einer kleinen Schüssel verrühren.
4. Rettichraspel, Sonnenblumenkeimlinge und Hanfsamen in eine Schüssel geben und mit dem Dressing mischen.
5. Kresse vom Beet schneiden und über den Salat streuen.

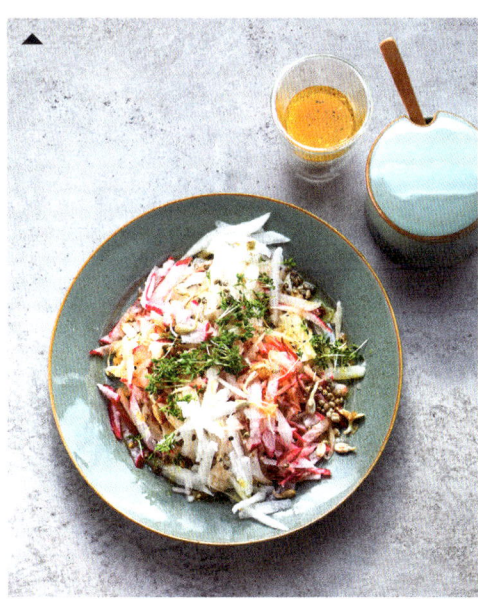

KEIMLINGE VON DER FENSTERBANK

Ihr hoher Nährstoffgehalt macht die Babypflänzchen zu echten Kraftpaketen. Beim Basenfasten bieten sie eine hervorragende Möglichkeit, auch Hülsenfrüchte und Getreide in die Ernährung einzubauen.

Keimlinge sind wahre Champions unter den Vitalstofflieferanten. Sie enthalten alle wichtigen Mineralstoffe, sekundären Pflanzenstoffe, Enzyme und Vitamine. Durch den Keimprozess vervielfacht sich ihr Gehalt an Vitaminen – besonders an Vitamin C. Keimlinge aus Getreide haben zudem einen hohen Vitamin-B-Anteil. Beim Keimvorgang werden darüber hinaus Enzyme gebildet – kohlenhydratspaltende Amylasen, die den Verdauungsprozess erleichtern.

EINFACH SELBST GEMACHT

Das Keimen ist eine einfache und kostengünstige Möglichkeit, um sich jederzeit mit nährstoffreicher Frischkost zu versorgen. Inzwischen gibt es zahlreiche Vorrichtungen fürs Keimen auf der Fensterbank, die auch schön anzusehen sind.

Grundsätzlich lässt sich alles keimen, was auch als Pflanze essbar ist. Hier reicht die Bandbreite von Amarant bis hin zu Zwiebelsamen. Anfänger sollten mit großen Samen wie Sonnenblumenkernen, Linsen, Kichererbsen oder Mungbohnen beginnen. Für kleine Samen – besonders wenn sie wie Kresse, Leinsamen und Chia-Samen Schleimstoffe enthalten – braucht man etwas Erfahrung. Sie lassen sich besser in einem Sieb als in den abgebildeten Keimgläsern keimen. Eine unsachgemäße Behandlung birgt die Gefahr von Staunässe, sodass sich schneller Schimmel bilden kann.

Sie haben keine Zeit zum Keimen? Auf vielen Wochenmärkten und auch in vielen Bioläden gibt es bereits fertige Keimlinge zu kaufen. Achten Sie unbedingt darauf, dass sie wirklich frisch sind und noch angenehm riechen. Wenn Sie auf Nummer sicher gehen wollen, wählen Sie getrocknete Keimlinge, die inzwischen ebenfalls von einigen Firmen angeboten werden.

SO FUNKTIONIERT DAS KEIMEN

Sie brauchen ein Keimglas und Getreide, Samen oder Hülsenfrüchte Ihrer Wahl. Wir verwenden grüne Berglinsen in Bioqualität.

- Füllen Sie das Keimglas zu einem Viertel mit grünen Berglinsen und gießen Sie mit Wasser auf. Lassen Sie die Berglinsen einige Stunden einweichen. Hier kommt es nicht auf eine oder zwei Stunden an.

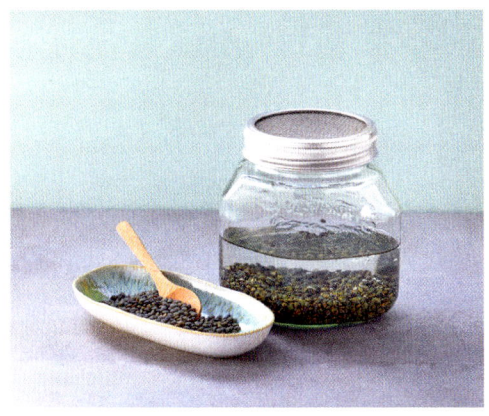
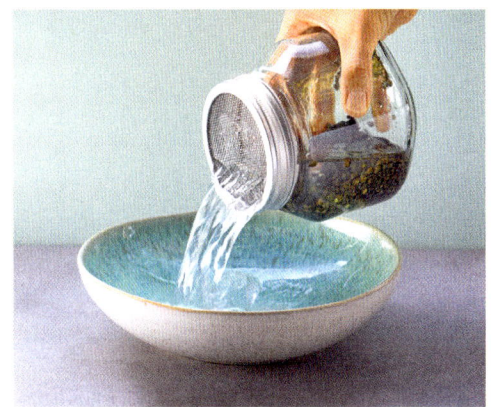
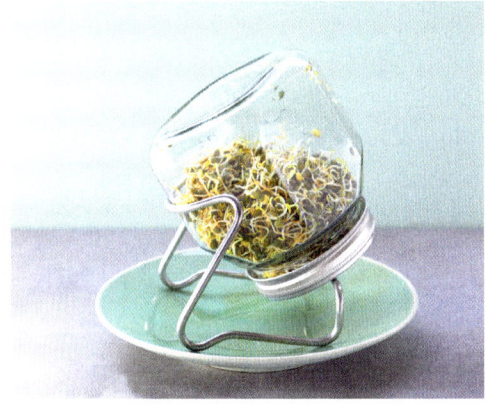
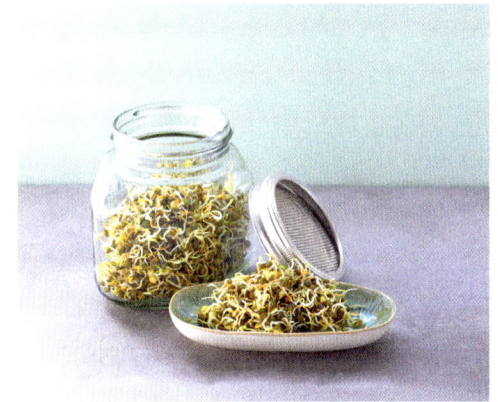

- Gießen Sie das Wasser ab. Füllen Sie das Glas mit frischem Wasser und spülen Sie die Berglinsen gut durch.
- Gießen Sie das Wasser erneut ab. Stellen Sie das Glas schräg in die Abtropfvorrichtung, damit die restliche Flüssigkeit vollständig abfließen kann und genügend Luft an die Linsen kommt. Das Keimglas sollte Tageslicht bekommen, aber keiner direkten Sonneneinstrahlung ausgesetzt sein.
- Wiederholen Sie den Vorgang des Spülens und Schrägstellens zwei Tage lang einmal täglich, im Sommer zweimal täglich.
- Bereits am zweiten Tag sind die ersten Keime zu sehen. Wenn sie am dritten Tag etwa 2 Zentimeter groß sind, können Sie das Glas mit den gut abgetropften Berglinsenkeimlingen in den Kühlschrank stellen. Die Keimlinge sind dort bis zum Verzehr eine knappe Woche haltbar.

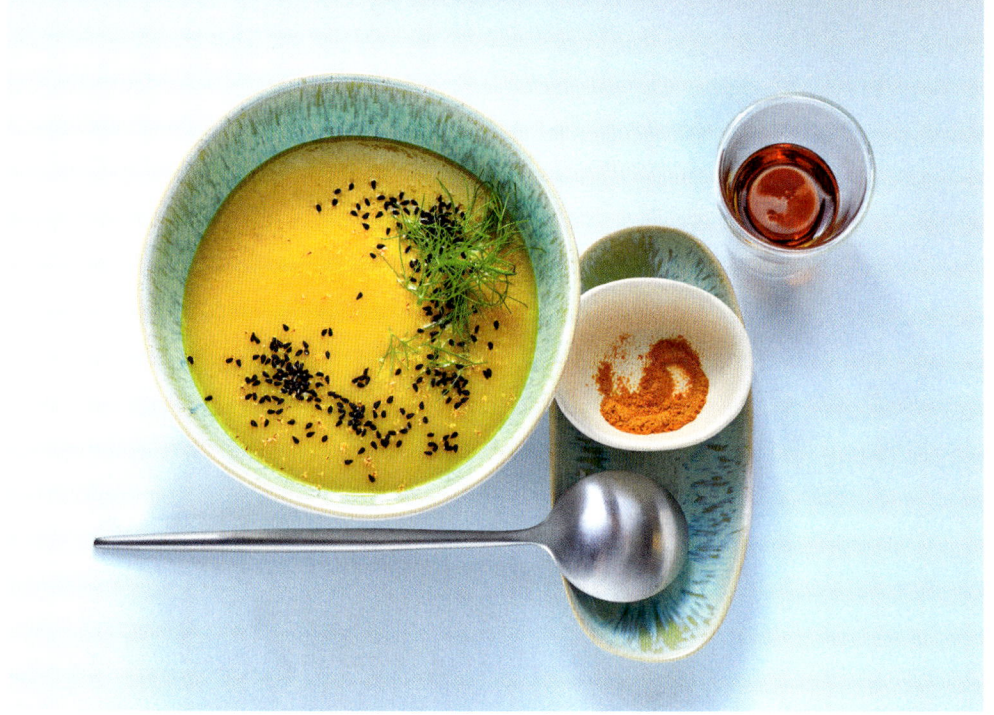

MITTAGS & ABENDS: SUPPEN & GEMÜSEGERICHTE

Beim Basenfasten gilt immer: Rohkost nur bis 14 Uhr. Gekochte Gerichte können Sie zu jeder Tageszeit genießen. Die folgenden Rezepte eignen sich für Mittag- und Abendessen. Wenn Sie kein Fan von Müsli und Obst sind, können Sie eine der folgenden Suppen zum Frühstück genießen. Neben Suppen stehen mittags und abends auch eiweiß- oder kohlenhydratbetonte Gerichte zur Wahl. Damit Ihnen das basische Essen gut bekommt, sollten Sie Gerichte mit Pilzen und Paprika lieber mittags essen, denn sie sind für die meisten Menschen abends schwerer zu verdauen. Nach 14 Uhr meiden wir neben rohem Gemüse auch Obst, mit dem sich der Stoffwechsel in der zweiten Tageshälfte ebenfalls schwerer tut. Beachten Sie bei der Auswahl der Gerichte bitte auch die Jahreszeit.

BELUGALINSENEINTOPF

EIWEISSREICH UND GEHALTVOLL

250 g Belugalinsen (zum Keimen) • 2 mittelgroße Möhren • 1 Pastinake • 2 große Kartoffeln • 1 kleine Zwiebel • 4 EL Rapsöl • 1 kleine getrocknete Chilischote • 1 TL gemahlene Kurkuma • 600 ml Gemüsebrühe • ½ Bund glatte Petersilie • Kräutersalz • bunter Pfeffer (frisch gemahlen)

Für 2 Personen • 3 Tage Keimen • 30 Min. Zubereitung
Pro Portion ca. 735 kcal, 34 g E, 23 g F, 82 g KH

1. Belugalinsen keimen (**siehe Seite 100 f.**).
2. Möhren und Pastinake putzen, unter fließendem Wasser mit der Gemüsebürste säubern und in mittelgroße Scheiben schneiden. Kartoffeln schälen und in mittelgroße Würfel schneiden.
3. Zwiebel schälen, in kleine Würfel schneiden. Rapsöl in einem Topf erhitzen und die Zwiebelwürfel darin bei mittlerer Hitze mit Chili und Kurkuma glasig dünsten.
4. Möhren, Pastinaken und Kartoffeln dazugeben. Die Gemüsebrühe angießen und das Gemüse in 15 Min. gar kochen.
5. Petersilie waschen, trocken schütteln und fein hacken. Petersilie und Belugalinsen in den Topf geben und den Eintopf noch 5 Min. weiterköcheln lassen.
6. Vor dem Servieren die Chilischote entfernen und den Eintopf mit Salz und Pfeffer abschmecken.
7. Auf zwei Teller verteilen und servieren.

KALORIENÄRMERE VARIANTE

Wenn es weniger üppig sein soll: Lassen Sie die Belugalinsen weg und geben Sie am Ende der Kochzeit stattdessen 2 EL gekeimte Goldhirse (im Handel erhältlich) in den Topf. So wird das Gericht deutlich kalorienärmer.

FENCHEL-KURKUMA-SUPPE

AROMATISCHER ENTZÜNDUNGSHEMMER

2 Fenchel mit Grün • 4 Kartoffeln • 1 kleine Zwiebel • 2 EL Sesamöl • 600 ml Gemüsebrühe • weißer Pfeffer (frisch gemahlen) • 1 EL gemahlene Kurkuma • frisch geriebene Muskatnuss • 2 EL Schwarzkümmel

Für 2 Personen • 20 Min. Zubereitung
Pro Portion ca. 395 kcal, 11 g E, 19 g F, 38 g KH

1. Fenchel mit Grün waschen, putzen und in Stücke schneiden. Kartoffeln schälen und vierteln. Zwiebel schälen und klein würfeln.
2. Sesamöl in einer Pfanne erhitzen und die Zwiebelwürfel darin bei mittlerer Hitze glasig dünsten. Fenchel- und Kartoffelstücke zugeben und 300 ml Gemüsebrühe angießen. Mit Pfeffer, Kurkuma, Muskatnuss würzen und in 15 Min. gar kochen.
3. Suppe mit dem Stabmixer pürieren. Dabei weiter Gemüsebrühe zugeben, bis die gewünschte cremige Konsistenz erreicht ist.
4. Auf zwei Teller verteilen. Mit Fenchelgrün und Schwarzkümmel garniert servieren (**siehe Foto Seite 102**).

BUNTE MÖHRENSUPPE

FARBENFROHER SUPPENGENUSS

2 gelbe Möhren • 2 orangefarbene Möhren • 2 Urmöhren • 2 Stiele Möhrengrün • 6 kleine Frühkartoffeln (Drilling) • 2 EL Sesamöl • 1 EL gemahlene Kurkuma • 600 ml Gemüsebrühe • Kräutersalz • schwarzer Pfeffer (frisch gemahlen) • 2 TL geschälte Hanfsamen

Für 2 Personen • 30 Min. Zubereitung
Pro Portion ca. 285 kcal, 5 g E, 13 g F, 32 g KH

1. Möhren putzen, mit der Gemüsebürste unter fließendem Wasser gründlich säubern und in Scheiben schneiden. Möhrengrün waschen, trocken schütteln und klein schneiden.
2. Kartoffeln schälen und ebenfalls in Scheiben schneiden.
3. Sesamöl in einem Topf erhitzen. Möhren, Kartoffeln und Kurkuma dazugeben. Gemüsebrühe angießen und das Gemüse in etwa 10 Min. bei mittlerer Hitze gar kochen. Die Möhren sollten noch Biss haben. Mit Salz und Pfeffer würzen.
4. Suppe auf zwei Teller verteilen. Mit Hanfsamen und Möhrengrün bestreut servieren.

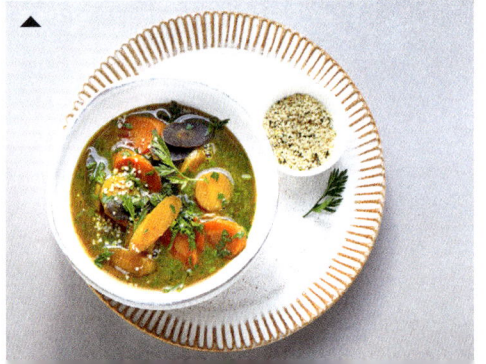

BROKKOLI-SESAM-CREMESUPPE

MIT EXOTISCHEN GEWÜRZEN

2 kleine Brokkoli • 1 Süßkartoffel • 1 Zwiebel • 2 EL geröstetes Sesamöl • 1 EL gemahlene Kurkuma • 1 TL Schwarzkümmel • 600 ml Gemüsebrühe • 2 EL Tahin (Sesampaste) • 1 EL Sesamsalz (Gomasio) • schwarzer Pfeffer (frisch gemahlen) • 2 EL Sesamsamen

Für 2 Personen • 40 Min. Zubereitung
Pro Portion ca. 615 kcal, 20 g E, 33 g F, 49 g KH

1. Brokkoli waschen, putzen und in Röschen teilen. Süßkartoffel schälen und in große Stücke schneiden.
2. Zwiebel schälen und in kleine Würfel schneiden. Sesamöl in einem Topf erhitzen und die Zwiebelwürfel darin mit Kurkuma und Schwarzkümmel bei mittlerer Hitze glasig dünsten.
3. Brokkoliröschen und Süßkartoffelwürfel dazugeben. Gemüsebrühe angießen und das Gemüse in etwa 15 Min. gar kochen.
4. Tahin zugeben und die Suppe mit dem Stabmixer fein pürieren. Mit Sesamsalz und Pfeffer abschmecken.
5. Suppe auf Teller verteilen und mit Sesamsamen bestreut servieren.

VITALSTOFFPAKET BROKKOLI

Brokkoli ist eines der Gemüse, die am meisten Vitamin C enthalten. Neben Kalium, Magnesium und Kalzium sind auch Senföle enthalten.

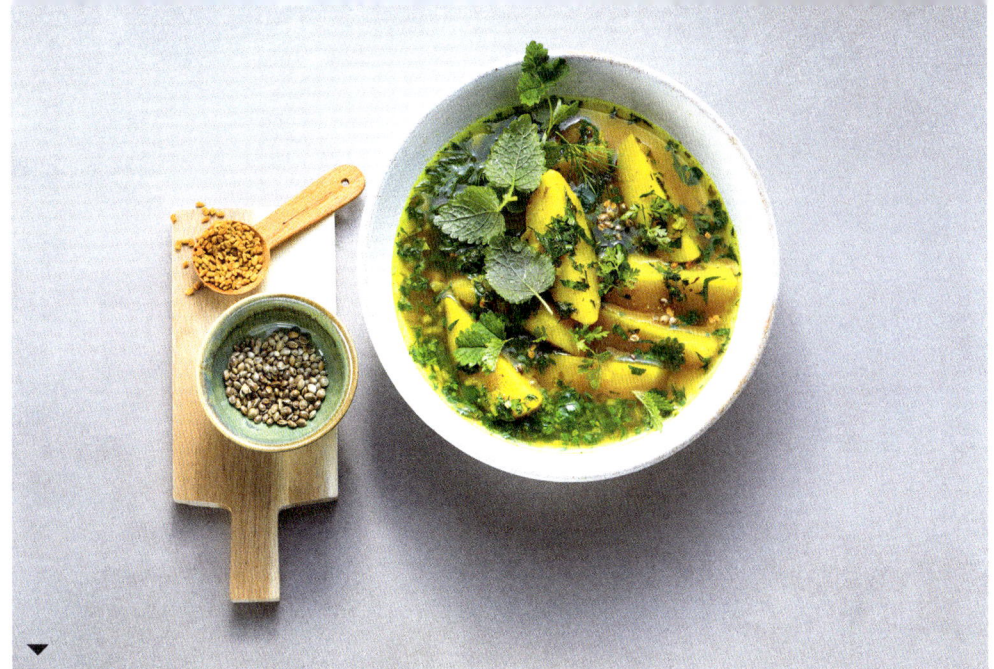

KARTOFFEL-KRÄUTER-SUPPE

HIER SPIELEN KRÄUTER DIE HAUPTROLLE

1 Bund Kräuter für Frankfurter Grüne Sauce • 6 vorwiegend festkochende Kartoffeln • 2 Schalotten • 4 EL Rapsöl • 1 TL gemahlene Kurkuma • 1 TL Bockshornkleesamen • 600 ml Gemüsebrühe • Kräutersalz • weißer Pfeffer (frisch gemahlen) • 1 EL Hanfsamen

Für 2 Personen • 35 Min. Zubereitung
Pro Portion ca. 430 kcal, 8 g E, 23 g F, 42 g KH

1. Kräuter abbrausen, trocken schütteln, von den Stielen befreien und hacken.
2. Kartoffeln schälen und vierteln.
3. Schalotten schälen und in kleine Würfel schneiden. Rapsöl in einem Topf erhitzen und Schalottenwürfel darin mit Kurkuma und Bockshornkleesamen glasig dünsten.
4. Kartoffelviertel dazugeben. Gemüsebrühe angießen und die Kartoffeln in etwa 15 Min. gar kochen.
5. Suppe mit Kräutersalz und Pfeffer abschmecken und die Kräuter unterrühren.
6. Suppe auf Teller verteilen und mit Hanfsamen bestreut servieren.

KRÄUTER FÜR GRÜNE SAUCE

Die Kräuter für die bekannte Frankfurter Grüne Sauce können Sie bereits als fertiges Bund auf dem Wochenmarkt oder in vielen Obst- und Gemüsegeschäften bekommen. Die Kräutermischung besteht aus Borretsch, Kerbel, Gartenkresse, krauser Petersilie, Pimpinelle, Sauerampfer und Schnittlauch.

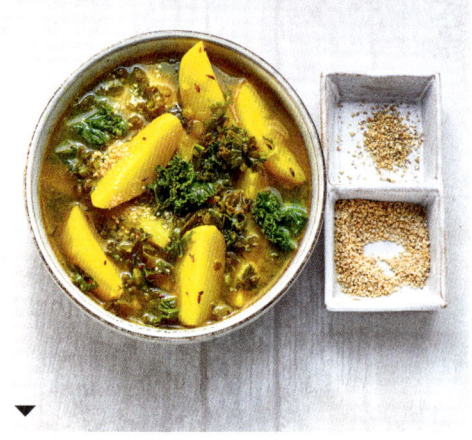

GRÜNKOHLSUPPE

NÄHRSTOFFREICHE WINTERMAHLZEIT

400 g Grünkohl • 4 vorwiegend festkochende Kartoffeln • 1 Gemüsezwiebel • 3 EL geröstetes Sesamöl • 1 EL gemahlene Kurkuma • 1 EL Kümmel • 600 ml Gemüsebrühe • Sesamsalz (Gomasio) • weißer Pfeffer (frisch gemahlen)

*Für 2 Personen • 35 Min. Zubereitung
Pro Portion ca. 415 kcal, 12 g E, 19 g F, 41 g KH*

1. Grünkohl vom Strunk befreien. Blätter von den Rippen streifen, waschen, gut abtropfen lassen und grob hacken.
2. Kartoffeln schälen und vierteln. Zwiebel schälen und in kleine Würfel schneiden.
3. Sesamöl in einem Topf erhitzen und die Zwiebel mit Kurkuma und Kümmel darin bei mittlerer Hitze glasig dünsten.
4. Kartoffeln und Grünkohl dazugeben. Gemüsebrühe angießen und das Gemüse in etwa 20 Min. gar kochen.
5. Grünkohlsuppe mit Sesamsalz und Pfeffer abschmecken.

KERNIGE HOKKAIDO-KÜRBIS-SUPPE

DER KLASSIKER IM HERBST

1 mittelgroßer Hokkaido-Kürbis • 1 mittelgroße vorwiegend festkochende Kartoffel • 1 rote Zwiebel • 1 Stück Ingwer (ca. 2 cm lang) • 2 EL geröstetes Sesamöl • 6 EL Kürbiskerne • 1 EL gemahlene Kurkuma • 600 ml Gemüsebrühe • Kräutersalz • schwarzer Pfeffer (frisch gemahlen)

*Für 2 Personen • 30 Min. Zubereitung
Pro Portion ca. 725 kcal, 25 g E, 33 g F, 72 g KH*

1. Kürbis waschen und halbieren, faserigen Teil und Kerne entfernen. Kürbisfruchtfleisch in große Würfel schneiden.
2. Kartoffel schälen und in große Stücke schneiden.
3. Zwiebel und Ingwer schälen und in kleine Würfel schneiden.
4. Sesamöl in einem Topf erhitzen. Zwiebel- und Ingwerwürfel darin mit 4 EL Kürbiskernen und der gemahlenen Kurkuma bei mittlerer Hitze andünsten, bis die Zwiebeln glasig sind.
5. Kürbis- und Kartoffelstücke dazugeben. Die Gemüsebrühe angießen und das Gemüse in etwa 15 Min. gar kochen.
6. Suppe pürieren und mit Salz und Pfeffer abschmecken.
7. Auf Teller verteilen und mit den restlichen Kürbiskernen garnieren.

MITTAGS & ABENDS: SUPPEN & GEMÜSEGERICHTE

GEMÜSE-LINSEN-BRATLINGE

EIWEISSREICH

10 EL Belugalinsen (zum Keimen) • 1 Möhre • 1 Zucchino • 5 EL Olivenöl • 1 TL gemahlene Kurkuma • 1 TL Schwarzkümmel • 1 TL Sesamsalz (Gomasio) • schwarzer Pfeffer (frisch gemahlen) • 4 EL geröstete Erdmandelflocken

Für 2 Personen • 3 Tage Keimen • 2 Std. Ruhen • 15 Min. Zubereitung
Pro Portion ca. 570 kcal, 21 g E, 32 g F, 39 g KH

1. Belugalinsen keimen (**siehe Seite 100 f.**).
2. Möhre putzen und unter fließendem Wasser mit der Gemüsebürste säubern. Zucchino putzen und waschen. Möhre und Zucchino raspeln und in eine Schüssel geben.
3. Belugalinsen, 2 EL Olivenöl, Kurkuma, Schwarzkümmel, Sesamsalz und Pfeffer dazugeben und untermengen.
4. Zwei Drittel der Mischung im Mixer pürieren. Die pürierte Masse mit den Erdmandelflocken und der nicht pürierten Mischung vermengen.
5. Aus der Masse 4 Frikadellen formen. Die Frikadellen halten noch besser zusammen, wenn man sie noch 2 Std. im Kühlschrank ruhen lässt.
6. Restliches Olivenöl in einer Pfanne erhitzen und die Frikadellen darin bei mittlerer Hitze von beiden Seiten braten, bis sie goldbraun sind.

DAS PASST DAZU

Je nach Jahreszeit ist mittags ein bunter Pflücksalat, ein kleiner Zucchini- oder Möhrensalat die perfekte Ergänzung zu den Gemüse-LinsenBratlingen. Da sie auch kalt sehr gut schmecken und gut zu transportieren sind, eignen sie sich ideal zum Mitnehmen in die Arbeit – oder auch zum Wandern!

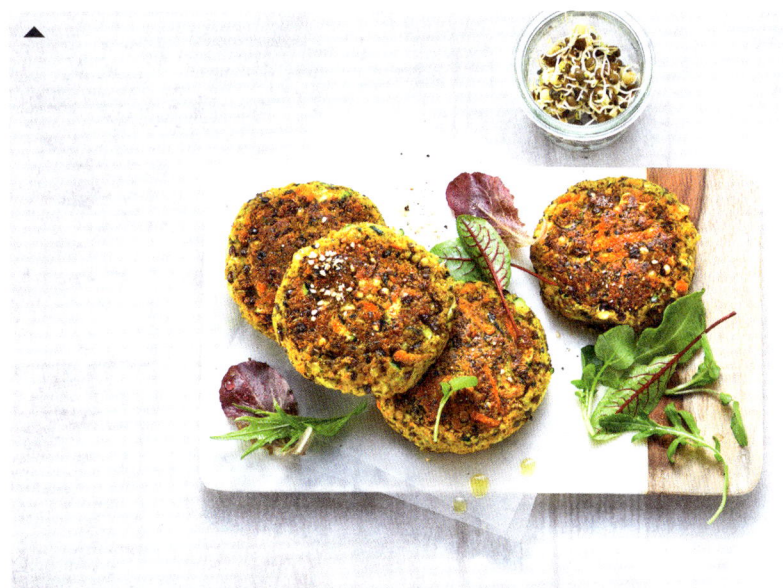

ZUCCHINISPAGHETTI MIT TOMATE

EIWEISSREICH

1 mittelgroßer gelber Zucchino • 1 mittelgroßer grüner Zucchino • 1 Tomate (Ochsenherz) • 2 Stängel Basilikum • 12 Mandeln • 4 EL Olivenöl • 1 TL getrocknete Gartenkräuter • Sesamsalz (Gomasio) • schwarzer Pfeffer (frisch gemahlen) • 2 EL geschälte Hanfsamen

Für 2 Personen • 20 Min. Zubereitung
Pro Portion ca. 380 kcal, 11 g E, 32 g F, 8 g KH

1. Zucchini putzen, waschen und mit dem Spiralschneider in feine Streifen hobeln.
2. Tomate waschen, halbieren, vom Stielansatz befreien und klein schneiden.
3. Basilikum waschen, trocken schütteln und die Blätter abzupfen. Basilikumblätter und Mandeln klein hacken.
4. Olivenöl in einer Pfanne erhitzen. Zucchinispaghetti hineingeben, mit Gartenkräutern, Sesamsalz und Pfeffer würzen und bei mittlerer Hitze 8 Min. dünsten.
5. Tomatenstücke, Basilikum, Mandeln und Hanfsamen unterziehen.

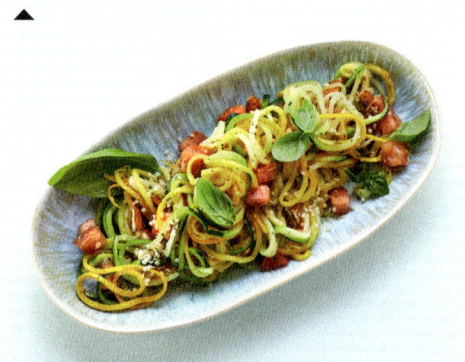

KICHERERBSEN-FRIKADELLEN

EIWEISSREICH

12 EL getrocknete Kichererbsen (zum Keimen; ersatzweise 12 EL gekeimtes Kichererbsenmehl) • 2 mittelgroße Zucchini • 12 getrocknete Tomaten, in Öl • 4 Stängel Basilikum • 1 große Bio-Limette • 2 EL gemahlene Kurkuma • 1 EL gemahlener Kreuzkümmel • 1 EL gemahlener Galgant • 2 EL Schwarzkümmel • 2 EL Sesamsalz (Gomasio) • schwarzer Pfeffer (frisch gemahlen) • 6 EL Olivenöl

Für 2 Personen • 3 Tage Keimen • 30 Min. Zubereitung
Pro Portion ca. 840 kcal, 23 g E, 55 g F, 50 g KH

1. Kichererbsen keimen (**siehe Seite 100 f.**).
2. Zucchini putzen, waschen und raspeln.
3. Getrocknete Tomaten in kleine Stücke schneiden.
4. Basilikum waschen, trocken schütteln, die Blätter abzupfen und grob hacken.
5. Limette heiß waschen, die Schale abreiben und den Saft auspressen.
6. Gekeimte Kichererbsen (ersatzweise gekeimtes Kichererbsenmehl), Zucchini, Tomaten, Basilikum, Limettenabrieb und -saft, Kurkuma, Kreuzkümmel, Galgant, Schwarzkümmel, Sesamsalz und Pfeffer im Mixer pürieren.
7. Aus der Masse 4 Frikadellen formen.
8. Olivenöl in einer Pfanne erhitzen und die Frikadellen darin bei mittlerer Hitze von beiden Seiten goldbraun braten.

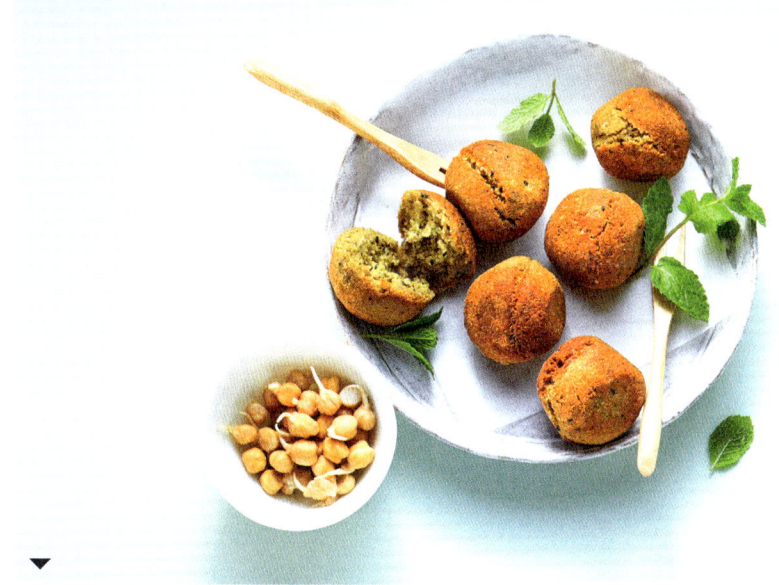

KICHERERBSEN-FALAFEL

EIWEISSREICH

300 g getrocknete Kichererbsen (zum Keimen; ersatzweise 300 g gekeimtes Kichererbsenmehl) • ½ rote Zwiebel • 1 Bund Pfefferminze • 2 Zweige frischer Estragon • 1 Bio-Limette • 4 EL Erdmandelflocken • 1 EL gemahlener Kreuzkümmel • 1 EL gemahlener Galgant • 1 EL Schwarzkümmel • 1 EL Sesamsalz (Gomasio) • 4 EL geröstetes Erdnussöl mit Chili

Für 12 Stück • 3 Tage Keimen • 30 Min. Zubereitung
Pro Stück ca. 145 kcal, 5 g E, 6 g F, 13 g KH

1. Kichererbsen keimen (**siehe Seite 100 f.**).
2. Zwiebel schälen und in große Würfel schneiden.
3. Pfefferminze und Estragon waschen, trocken schütteln und die Blätter abstreifen.
4. Limette heiß waschen, die Schale abreiben und den Saft auspressen.
5. Gekeimte Kichererbsen, Zwiebel, Pfefferminz- und Estragonblätter, Limettenabrieb und -saft, Erdmandelflocken, Kreuzkümmel, Galgant, Schwarzkümmel und Sesamsalz im Mixer pürieren.
6. Aus der Masse 12 Bällchen formen.
7. Erdnussöl in einer Pfanne erhitzen und die Falafel darin bei mittlerer Hitze unter Wenden 5 Min. goldbraun braten.

FALAFEL AUS DEM OFEN

Falls Sie die schonendere Variante aus dem Ofen bevorzugen: Backofen auf 190° (Umluft 170°) vorheizen. Die Falafel auf ein mit Backpapier ausgelegtes Backblech setzen, mit Erdnussöl bestreichen und 30 Minuten im Ofen backen, bis sie rundherum eine goldbraune Farbe angenommen haben.

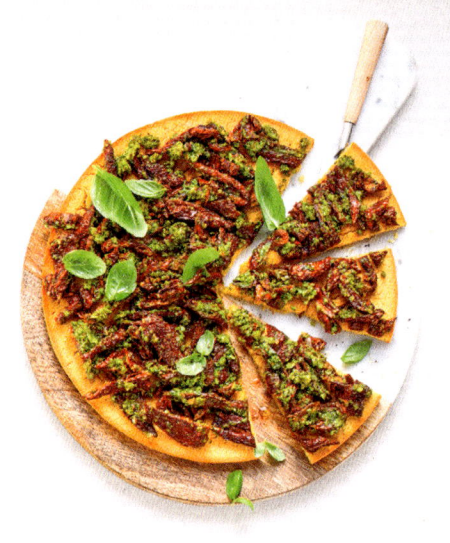

KNUSPRIGE WACKER-PIZZA

EIWEISSREICH

Für den Teig: 180 g gekeimtes Kichererbsenmehl • Meersalz • schwarzer Pfeffer (frisch gemahlen) • 4 EL Olivenöl

Für den Belag: ½ Bund Basilikum • 5 EL Mandeln • 150 g getrocknete Tomaten • ½ Limette • 6 EL Olivenöl • Meersalz • schwarzer Pfeffer (frisch gemahlen)

Außerdem: Springform (30 cm Ø) • Olivenöl für die Form

Für 2 Personen • 40 Min. Zubereitung • 4 Std. Ruhen • 30 Min. Backen
Pro Portion ca. 1065 kcal, 27 g E, 77 g F, 50 g KH

1. Kichererbsenmehl in einer Schüssel mit 300 ml Wasser mit dem Schneebesen zu einem klumpenfreien Teig verarbeiten. ½ TL Meersalz, Pfeffer und Olivenöl unterrühren. Teig 4 Std. ruhen lassen.
2. Backofen auf 220° (Umluft 200°) vorheizen.
3. Basilikum waschen und trocken schütteln. Die Blätter abzupfen und einige davon zum Garnieren beiseitestellen. Den Rest mit den Mandeln in der Küchenmaschine oder mit dem Messer fein hacken.
4. Getrocknete Tomaten in kleine Stücke schneiden. Limette auspressen.
5. Basilikum, Mandeln, Tomaten, Limettensaft und Olivenöl in einer Schüssel mischen. Mit Salz und Pfeffer würzen.
6. Leere Springform 5 Min. im Ofen erwärmen. Herausnehmen und vorsichtig mit ein wenig Olivenöl einpinseln. Kichererbsenteig einfüllen.
7. Pizzaboden 25 Min. im Ofen backen, bis er goldbraun ist. Aus dem Ofen nehmen und die Basilikum-Tomaten-Mischung gleichmäßig darauf verteilen.
8. Kichererbsenpizza weitere 3–5 Min. backen. In Stücke schneiden und mit Basilikumblättern garniert servieren.

KÖSTLICHE RESTE

Die Portionen für dieses Rezept sind großzügig berechnet. Da die eiweißreiche Wacker-Pizza sehr gut sättigt, wird wahrscheinlich das eine oder andere Stückchen davon übrig bleiben. Sie können die Reste am nächsten Tag auch kalt genießen, zum Beispiel zu einem Teller mit Blattsalaten der Saison.

FENCHEL-TOMATEN-GEMÜSE MIT PORTULAK

EIWEISSREICH

1 Bund Sommerportulak • 2 Fenchel • 2 Tomaten (Ochsenherz) • ½ Bund Schnittlauch • 4 EL Olivenöl • 3 TL gemahlene Kurkuma • 1 TL gemahlener Kreuzkümmel • 1 EL Sesamsalz (Gomasio) • schwarzer Pfeffer (frisch gemahlen) • 2 EL geschälte Hanfsamen

Für 2 Personen • 15 Min. Zubereitung
Pro Portion ca. 415 kcal, 11 g E, 30 g F, 18 g KH

1. Portulak waschen, trocken schütteln und die dicken Stielenden entfernen.
2. Fenchel waschen, putzen und in dünne Streifen schneiden.
3. Tomaten waschen, halbieren, vom Stielansatz befreien und in mittelgroße Würfel schneiden.
4. Schnittlauch waschen, trocken schütteln und in kleine Röllchen schneiden.
5. Olivenöl in einer Pfanne erhitzen und die Fenchelstreifen darin bei mittlerer Hitze kurz andünsten.
6. Tomaten dazugeben. Mit Kurkuma, Kreuzkümmel, Sesamsalz und Pfeffer würzen. Falls nötig noch etwas Wasser angießen und das Gemüse in 10 Min. garen.
7. Hanfsamen und Portulak dazugeben und das Gemüse weitere 5 Min. erhitzen. Schnittlauchröllchen unterrühren.
8. Das Fenchel-Tomaten-Gemüse auf zwei Schalen verteilen und servieren.

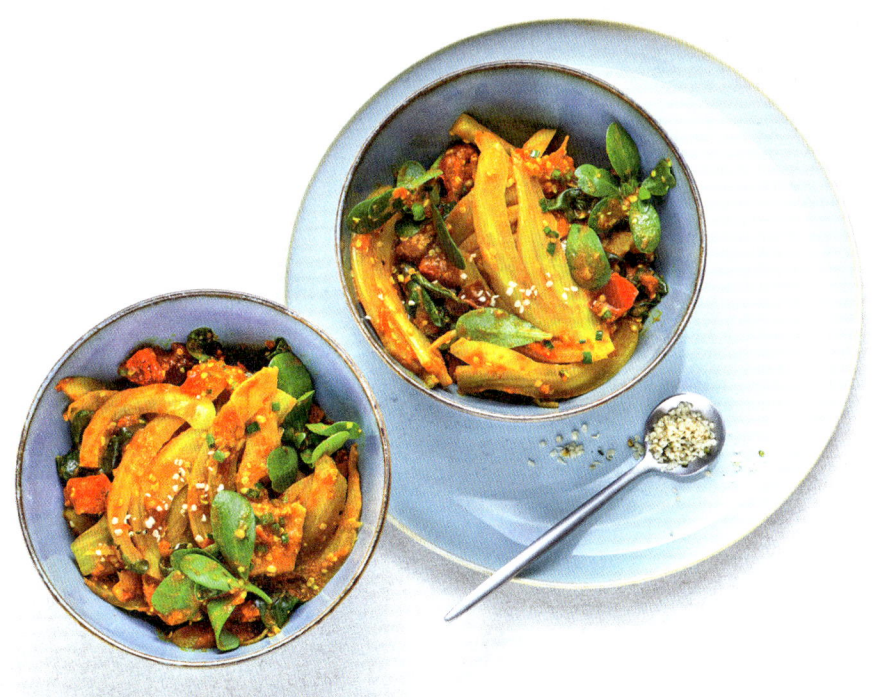

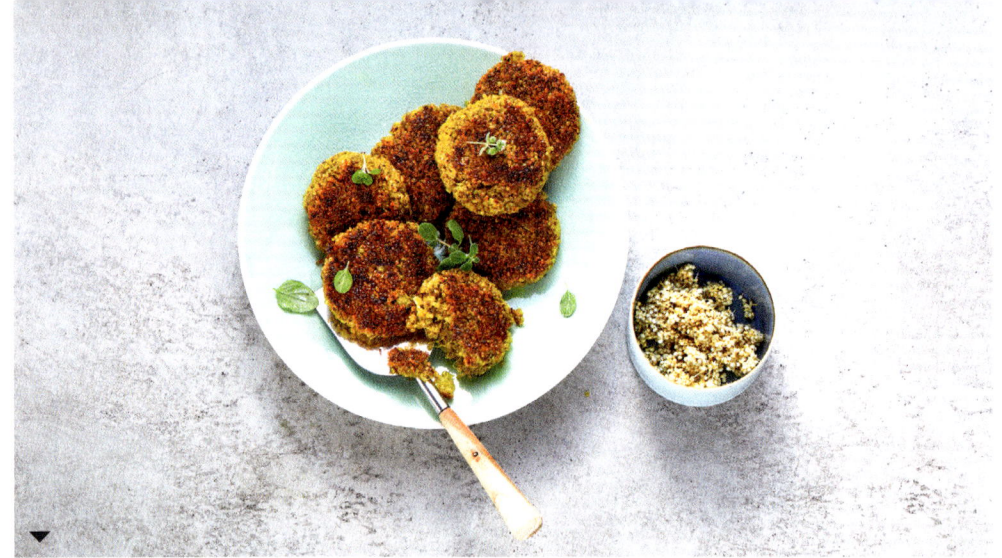

BRATLINGE AUS GEKEIMTER QUINOA

EIWEISSREICH

400 g Quinoa (zum Keimen; ersatzweise gekeimte Goldhirse) • 100 g Chia-Samen • 1 große Zwiebel • 1 kleines Bund Majoran • 6 EL Olivenöl • 1 TL gemahlene Kurkuma • 1 Msp. gemahlener Kreuzkümmel • Kräutersalz • schwarzer Pfeffer (frisch gemahlen)

Für 4 Personen • 3 Tage Keimen • 1 Std. Quellen • 40 Min. Zubereitung
Pro Portion ca. 635 kcal, 18 g E, 28 g F, 65 g KH

1. Quinoa keimen (siehe Seite 100 f.).
2. Chia-Samen in 100 ml Wasser rühren und etwa 1 Std. quellen lassen.
3. Zwiebel schälen und in kleine Würfel schneiden.
4. Majoran waschen und trocken schütteln. Blätter abzupfen und fein hacken.
5. 2 EL Olivenöl in einer Pfanne erhitzen. Quinoakeimlinge und Zwiebelwürfel darin bei mittlerer Hitze 8 Min. dünsten. Mit Kurkuma, Kreuzkümmel, Kräutersalz und Pfeffer würzen.
6. Quinoamischung in einer Schüssel mit den gequollenen Chia-Samen vermengen und falls nötig noch einmal mit Kreuzkümmel, Kräutersalz und Pfeffer abschmecken. Aus der Masse kleine, nicht zu dicke Bratlinge formen.
7. Restliches Olivenöl in einer Pfanne erhitzen und die Quinoabratlinge darin bei mittlerer Hitze goldbraun braten.

DOPPELTE PORTION

Damit sich die Arbeit in der Küche richtig lohnt, ergibt dieses Rezept ausnahmsweise gleich vier Portionen. So haben Sie noch eine volle Mahlzeit für den nächsten – oder auch den übernächsten – Tag.

MITTAGS & ABENDS: SUPPEN & GEMÜSEGERICHTE

PASTINAKENPÜREE MIT GEKEIMTEN BERGLINSEN

EIWEISSREICH

100 g Berglinsen (zum Keimen) • 400 g Pastinaken • 2 Zwiebeln • 50 ml Olivenöl • 2 Zitronen • 4 Stängel Petersilie • 1 EL Walnusskerne • 2 TL gemahlener Kreuzkümmel • Sesamsalz (Gomasio) • schwarzer Pfeffer (frisch gemahlen)

Für 2 Personen • 3 Tage Keimen • 40 Min. Zubereitung
Pro Portion ca. 590 kcal, 17 g E, 34 g F, 44 g KH

1. Berglinsen keimen (**siehe Seite 100 f.**).
2. Pastinaken putzen, schälen und in 1 cm dicke Scheiben schneiden. Pastinaken mit 300 ml Wasser in einen Topf geben, aufkochen lassen und bei sehr kleiner Hitze 10 Min. ziehen lassen. Durch ein Sieb abgießen und den Sud auffangen.
3. Zwiebeln schälen und klein würfeln. Olivenöl in einem Topf erhitzen und Zwiebeln darin bei mittlerer Hitze glasig dünsten.
4. Pastinaken mit Sud zugeben. Gemüse 10 Min. köcheln lassen. Berglinsen zugeben, 5 Min. mitgaren. Flüssigkeit dabei auf die Hälfte einkochen.
5. Zitronen auspressen. Petersilie waschen, trocken schütteln und fein hacken. Walnusskerne hacken.
6. Pastinakengemüse mit Zitronensaft im Mixer pürieren. Mit Kreuzkümmel, Sesamsalz und Pfeffer würzen und mit Petersilie und Walnusskernen bestreut servieren.

KURKUMAGEMÜSE

KOHLENHYDRATREICH

1 Zucchino • 2 Möhren • 8 Kartoffeln (Drilling) • 1 Stängel Basilikum • 4 EL Olivenöl • 1 EL gemahlene Kurkuma • 1 EL Sesamsalz (Gomasio) • schwarzer Pfeffer (frisch gemahlen) • 200 ml Gemüsebrühe

Für 2 Personen • 20 Min. Zubereitung
Pro Portion ca. 390 kcal, 7 g E, 24 g F, 30 g KH

1. Zucchino putzen, waschen und in kleine Würfel schneiden.
2. Möhren und Kartoffeln putzen, mit der Gemüsebürste unter fließendem Wasser säubern und in Scheiben schneiden.
3. Basilikum waschen und trocken schütteln. Blätter abzupfen und in Streifen schneiden.
4. Olivenöl in einem Topf erhitzen. Zucchiniwürfel, Möhren- und Kartoffelscheiben dazugeben. Mit Kurkuma, Sesamsalz und Pfeffer würzen und die Gemüsebrühe angießen. Gemüse bei mittlerer Hitze in 15 Min. garen.
5. Gemüse auf zwei Teller verteilen und mit Basilikum bestreut servieren.

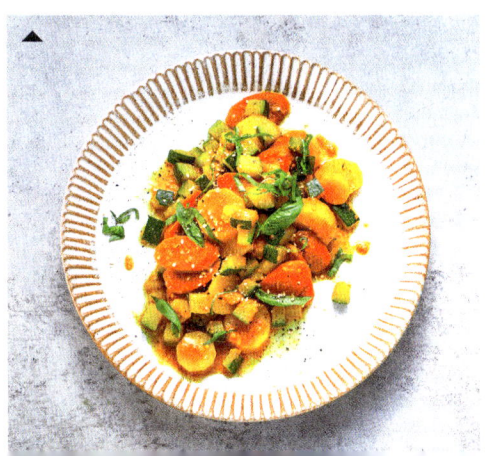

KÜRBISCURRY

KOHLENHYDRATREICH

200 g getrocknete Kichererbsen (zum Keimen) • 4 vorwiegend festkochende Kartoffeln • 1 Hokkaido-Kürbis • 1 Zwiebel • 1 rote Chilischote • 1 Stück Ingwer (ca. 1 cm lang) • ½ Bund Koriander • 4 getrocknete Tomaten, in Öl • 3 EL Olivenöl • 1 TL Garam Masala • 1 EL schwarze Sesamsamen • 500 ml Gemüsebrühe • 1 Handvoll Baby-Spinat • Meersalz • schwarzer Pfeffer (frisch gemahlen) • 2 EL Kürbiskerne

Für 2 Personen • 3 Tage Keimen • 40 Min. Zubereitung
Pro Portion ca. 1075 kcal, 37 g E, 34 g F, 135 KH

1. Kichererbsen keimen (**siehe Seite 100 f.**).
2. Kartoffeln schälen und in 2–3 cm große Würfel schneiden. Kartoffelwürfel in 20 Min. im Gemüsedämpfer garen.
3. Kürbis waschen und halbieren, faserigen Teil und Kerne entfernen. Kürbisfruchtfleisch in 2–3 cm große Würfel schneiden.
4. Zwiebel schälen und klein würfeln. Chilischote halbieren, Stielansatz und Kerne entfernen. Hälften waschen, trocken tupfen und in kleine Stücke schneiden.
5. Ingwer schälen und reiben. Koriander waschen und trocken schütteln.
6. Getrocknete Tomaten in der Küchenmaschine zu einer Paste verarbeiten.
7. Öl in einem Topf erhitzen und Zwiebelwürfel darin bei mittlerer Hitze glasig dünsten. Garam Masala, Sesam, Ingwer, Chili und Kürbiswürfel zugeben und ein paar Minuten mitdünsten. Gemüsebrühe angießen, Tomatenpaste einrühren und Suppe bei mittlerer Hitze 15 Min. köcheln lassen.
8. Inzwischen den Baby-Spinat waschen, abtropfen lassen und klein schneiden. Ins Curry geben und 3 Min. mitkochen.
9. Kartoffeln und Kichererbsen in den Topf geben und 2 Min. mitkochen.
10. Curry mit Salz und Pfeffer abschmecken und in Schälchen mit Koriander und Kürbiskernen garniert servieren.

OFENKARTOFFELN

KOHLENHYDRATREICH

8 mittelgroße vorwiegend festkochende Kartoffeln • 2 EL Olivenöl • ½ TL Sesamsalz (Gomasio)

Für 2 Personen • 10 Min. Zubereitung • 30 Min. Backen
Pro Portion ca. 335 kcal, 6 g E, 11 g F, 50 g KH

1. Backofen auf 180° (Umluft 160°) vorheizen.
2. Kartoffeln mit der Gemüsebürste unter fließendem Wasser säubern und halbieren. Auf ein mit Backpapier ausgelegtes Backblech setzen.
3. Olivenöl in einer kleinen Schüssel mit Sesamsalz verrühren. Kartoffelhälften mit der Ölmischung einpinseln und 30 Min. auf mittlerer Schiene im Ofen backen.
4. Die Ofenkartoffeln mit Berglinsenpesto, Kichererbsenhummus oder Avocado-Paranuss-Creme genießen.

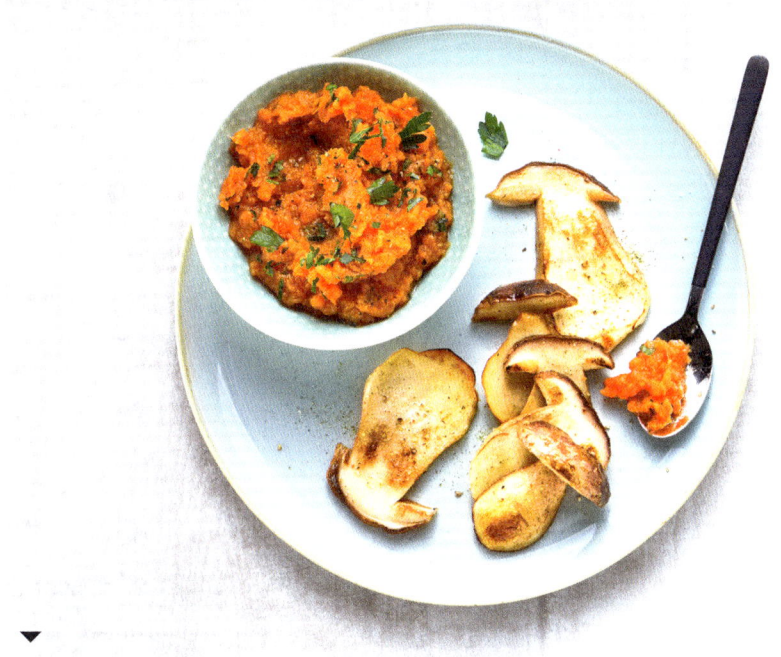

SÜSSKARTOFFELBREI MIT STEINPILZSTEAKS

KOHLENHYDRATREICH

Für den Süßkartoffelbrei: 6 mittelgroße Süßkartoffeln • 2 Stängel glatte Petersilie • 250 ml Gemüsebrühe • Kräutersalz • weißer Pfeffer (frisch gemahlen) • frisch geriebene Muskatnuss

Für die Steinpilzsteaks: 3 mittelgroße Steinpilze • 3 EL Olivenöl • Kräutersalz • weißer Pfeffer (frisch gemahlen) • 4 EL Gemüsebrühe

Für 2 Personen • 25 Min. Zubereitung
Pro Portion ca. 965 kcal, 16 g E, 19 g F, 163 g KH

1. Süßkartoffeln waschen und in 10 Min. im Gemüsedämpfer garen.
2. Inzwischen die Petersilie waschen, trocken schütteln und hacken.
3. Süßkartoffeln ein wenig abkühlen lassen, schälen und mit dem Kartoffelstampfer grob stampfen.
4. Petersilie und Gemüsebrühe unterrühren. Süßkartoffelbrei mit Salz, Pfeffer und Muskatnuss würzen.
5. Steinpilze mit einem Pinsel abbürsten oder trocken abreiben und putzen. Stielenden entfernen. Pilze der Länge nach in Scheiben schneiden.
6. Olivenöl in einer Pfanne erhitzen. Steinpilzscheiben darin bei großer Hitze portionsweise auf beiden Seiten etwa 5 Min. braten. Mit Salz und Pfeffer würzen und mit der Gemüsebrühe beträufeln.
7. Süßkartoffelbrei auf zwei Teller verteilen und die Steinpilzsteaks darauf anrichten oder dazu servieren.

GEMÜSETATAR MIT FRUCHTIGER MARINADE

KOHLENHYDRATREICH

1 Möhre • 1 Pastinake (ersatzweise 1 große Urmöhre) • 1 Petersilienwurzel • Salz • 1 große Orange • 6 EL Walnusskerne • 4 EL Walnussöl • 2 TL gemahlene Kurkuma • 1 Msp. gemahlener Kümmel • frisch geriebene Muskatnuss • Kräutersalz • 1 TL Ahornsirup

Für 2 Personen • 30 Min. Zubereitung • 1 Std. Ruhen
Pro Portion ca. 335 kcal, 3 g E, 26 g F, 19 g KH

1. Möhre putzen und mit der Gemüsebürste unter fließendem Wasser säubern. Pastinake und Petersilienwurzel schälen.
2. Möhre, Pastinake und Petersilienwurzel in sehr kleine Würfel schneiden.
3. Gemüsewürfel in kochendem, leicht gesalzenem Wasser kurz blanchieren. Mit dem Schaumlöffel herausnehmen und in einem Sieb abtropfen lassen.
4. Orange auspressen. Walnusskerne hacken und einen Teil davon zum Garnieren beiseitestellen.
5. Orangensaft, Walnussöl, Walnusskerne, Kurkuma, Kümmel, Muskatnuss, Kräutersalz und Ahornsirup in einer kleinen Schüssel verrühren.
6. Wurzelgemüse in einer Schüssel gut mit der Marinade mischen. Das Gemüsetatar mindestens 1 Std. im Kühlschrank durchziehen lassen.
7. Gemüsetatar – auf Wunsch unter Verwendung eines Speiserings – auf zwei Tellern anrichten. Mit gehackten Walnüssen bestreut servieren.

FRÜHKARTOFFELBREI MIT LAUCH

KOHLENHYDRATREICH

6 Frühkartoffeln • 1 kleine Stange Lauch • 2 kleine Möhren • 2 Zweige Estragon • 4 EL geröstetes Erdnussöl mit Chili • 2 TL gemahlene Kurkuma • 2 TL Sesamsalz (Gomasio) • schwarzer Pfeffer (frisch gemahlen)

Für 2 Personen • 25 Min. Zubereitung
Pro Portion ca. 435 kcal, 7 g E, 23 g F, 45 g KH

1. Kartoffeln waschen und in 15 Min. im Gemüsedämpfer garen.
2. Lauch putzen und waschen. Erst in 2 cm lange Stücke, dann in dünne Streifen schneiden.
3. Möhren putzen, mit der Gemüsebürste unter fließendem Wasser gründlich säubern und raspeln.
4. Estragon waschen und trocken schütteln. Blätter abstreifen.
5. Erdnussöl in einem Topf erhitzen. Lauch, Möhren, Estragon, Kurkuma zugeben und kurz andünsten. 300 ml Wasser angießen und das Gemüse aufkochen lassen.
6. Kartoffeln schälen, vierteln, zum Gemüse geben. Gemüse mit Sesamsalz und Pfeffer würzen und mit dem Stabmixer pürieren.

ZUCCHINILASAGNE

KOHLENHYDRATREICH

6 vorwiegend festkochende Kartoffeln • 1 großer Zucchino • Kräutersalz • bunter Pfeffer (frisch gemahlen) • 5 EL Olivenöl • 2 Stängel Basilikum (ersatzweise glatte Petersilie) • 1 Glas Wacker Mousse »Gekeimte Bohne & Paprika« (ersatzweise Olivenpesto ohne Knoblauch) • frisch geriebene Muskatnuss

Für 2 Personen • 25 Min. Zubereitung
Pro Portion ca. 675 kcal, 8 g E, 48 g F, 46 g KH

1. Kartoffeln waschen und in 15 Min. im Gemüsedämpfer garen.
2. Zucchino putzen, waschen und mit dem Gemüsehobel der Länge nach in dünne Scheiben hobeln. Sie benötigen insgesamt 8 Zucchinischeiben. Scheiben mit Salz und Pfeffer würzen.
3. Olivenöl in einer Pfanne erhitzen und die Zucchinischeiben darin portionsweise bei großer Hitze auf beiden Seiten kurz anbraten. Gebratene Zucchinischeiben auf einen Teller geben. Etwas Küchenrolle dazwischenlegen, damit sie nicht verkleben.
4. Basilikum waschen, trocken schütteln, Blätter abzupfen und hacken.
5. Kartoffeln schälen, in eine Schüssel geben und mit dem Kartoffelstampfer gut zerdrücken. Basilikum oder Petersilie und die Wacker Mousse zugeben. Zu einer festen Creme verrühren und dabei falls nötig ein wenig Wasser zugeben. Mit Salz, Pfeffer und Muskatnuss würzen.
6. Lasagne auf zwei Teller schichten: Je eine Zucchinischeibe auf einen Teller legen und mit Kartoffel-Wacker-Mousse bestreichen. Auf diese Weise weiterschichten, bis alle Zutaten aufgebraucht sind.

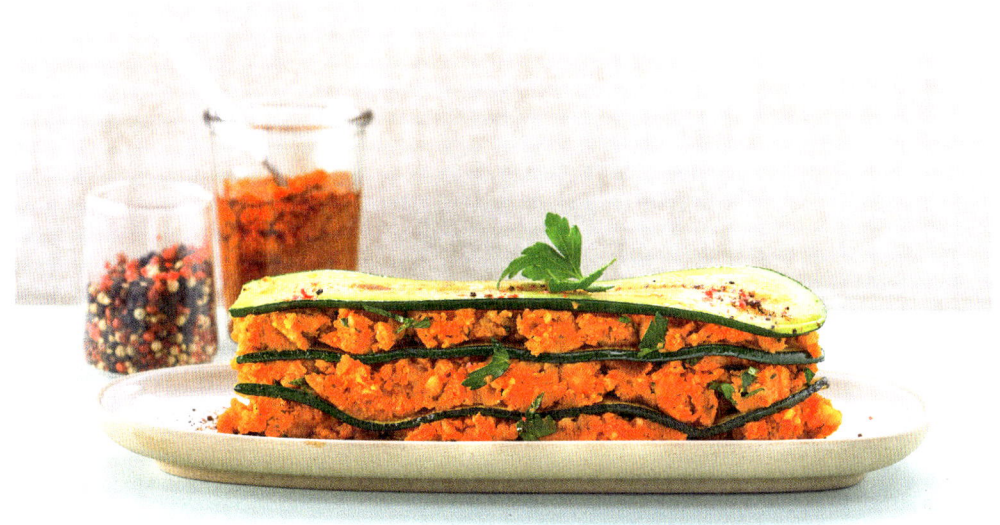

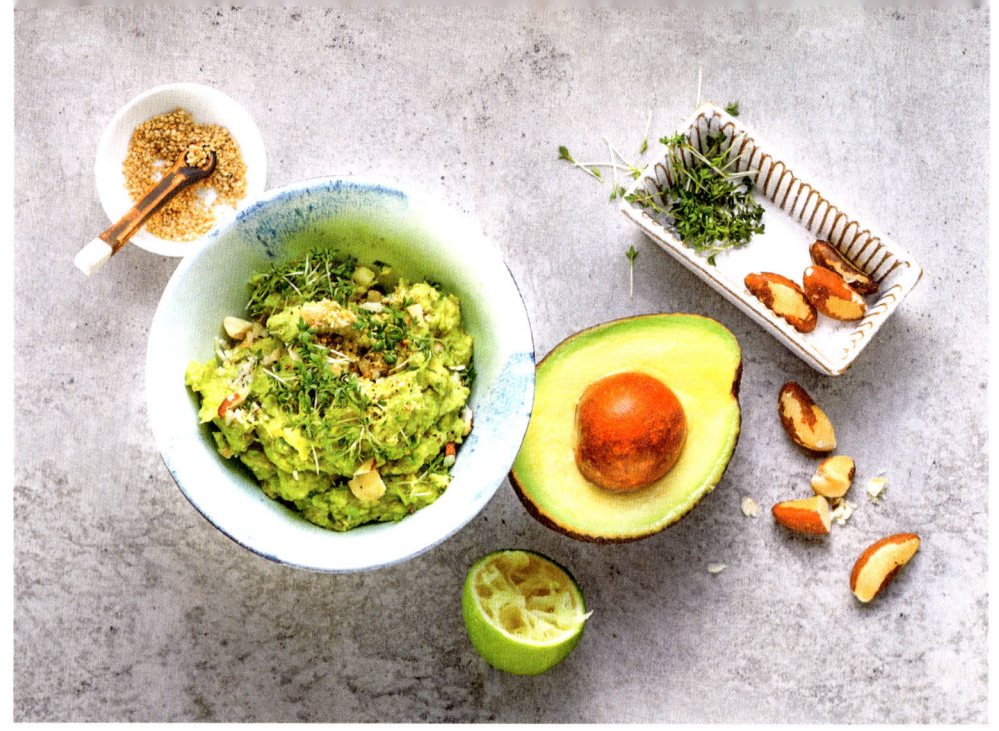

BASISCH DIPPEN & KNABBERN

Der gefährlichste Verführer ist der kleine Hunger zwischendurch – besonders im Büro, wenn das berühmte Nachmittagstief kommt. Gut, wenn Sie basisch vorsorgen. Es ist immer hilfreich, ein paar basische Nüsse oder etwas Trockenobst in der Tasche oder in der Schreibtischschublade zu haben. Kulinarisch aufregender ist natürlich ein basisches Gebäck oder zur Abwechslung ein basischer Pudding. Aber längst nicht jeder ist eine Naschkatze und liebt Süßes. Deshalb bieten wir auch einige deftige Alternativen an. Die sind so lecker, dass sie auch ohne säurebildendes Brot schmecken – zum Beispiel mit Gemüsesticks. Wenn es ganz schnell gehen muss, eignet sich die fertige Wacker Mousse als »Notfallbase« für unterwegs. Da haben saure Verführer garantiert keine Chance!

BERGLINSENPESTO

KÖSTLICH ZU GEMÜSESTICKS

300 g Berglinsen (zum Keimen) • 1 mittelgroße Möhre • 4 Stängel Petersilie • 1 TL scharfes Paprikapulver • 50 ml Gemüsebrühe • Salz

Für 2 Personen • 3 Tage Keimen • 20 Min. Zubereitung

Pro Portion ca. 480 kcal, 35 g E, 2 g F, 63 g KH

1. Berglinsen keimen (**siehe Seite 100 f.**).
2. Möhre schälen und in Stifte schneiden. Im Gemüsedämpfer in 8 Min. garen.
3. Petersilie waschen, trocken schütteln und hacken. Einen Teil davon zum Garnieren beiseitestellen.
4. Berglinsenkeimlinge, Möhrenstifte, Petersilie und Paprikapulver in eine hohe Schüssel geben und mit dem Stabmixer pürieren. Dabei nach und nach Gemüsebrühe zugeben, bis die gewünschte Konsistenz erreicht ist.
5. Pesto mit Salz abschmecken und in mehrere Schraubdeckelgläser füllen. Im Kühlschrank aufbewahren und innerhalb von 1 Woche verzehren.

FREIE GEWÜRZAUSWAHL

Bei den Gewürzen haben Sie völlig freie Hand. Sie können das Paprikapulver durch weitere Gewürze wie Muskatnuss, Pfeffer, Koriander, Kreuzkümmel, Kardamom oder Chiliflocken ersetzen oder ergänzen. Lassen Sie Ihrer Fantasie freien Lauf!

AVOCADO-PARANUSS-CREME

PERFEKT ZUM DIPPEN

2 Avocados • 1 Limette • 10 Paranusskerne • ½ Kästchen Gartenkresse • 1 TL Sesamsalz (Gomasio) • schwarzer Pfeffer (frisch gemahlen)

Für 2 Personen • 10 Min. Zubereitung

Pro Portion ca. 405 kcal, 6 g E, 35 g F, 9 g KH

1. Avocados halbieren, Kern entfernen, Fruchtfleisch in eine Schüssel löffeln und mit einer Gabel zerdrücken.
2. Limette auspressen und den Saft unter die zerdrückten Avocados rühren.
3. Paranusskerne fein hacken. Kresse vom Beet schneiden, mit Paranusskernen und Sesamsalz unter die Avocadocreme rühren. Creme mit Pfeffer abschmecken. (**Siehe Foto Seite 118**)

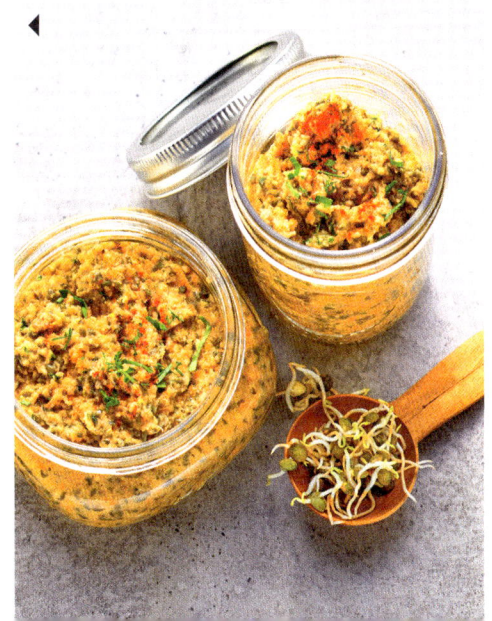

KICHERERBSEN-HUMMUS

ENTZÜNDUNGSHEMMER KURKUMA

400 g getrocknete Kichererbsen (zum Keimen) • 4 Stängel glatte Petersilie • 1 Limette • 2 EL Tahin (Sesampaste) • 1 EL Olivenöl • 1 EL Sesamsamen • 1 TL gemahlene Kurkuma • 1 TL gemahlener Galgant • 2 TL Sesamsalz (Gomasio) • schwarzer Pfeffer (frisch gemahlen)

Für 2 Personen • 3 Tage Keimen • 20 Min. Zubereitung

Pro Portion ca. 940 kcal, 43 g E, 33 g F, 98 g KH

1. Kichererbsen keimen **(siehe Seite 100 f.)**.
2. Kichererbsenkeimlinge in einer Schüssel mit kochendem Wasser übergießen und 15 Min. stehen lassen.
3. Petersilie waschen und trocken schütteln. Blätter abzupfen und fein hacken. Limette auspressen.
4. Kichererbsenkeimlinge abgießen und mit Petersilie, Tahin, Olivenöl, Limettensaft, Sesamsamen, Kurkuma, Galgant, Sesamsalz und schwarzem Pfeffer in einer hohen Schüssel mit dem Stabmixer pürieren.

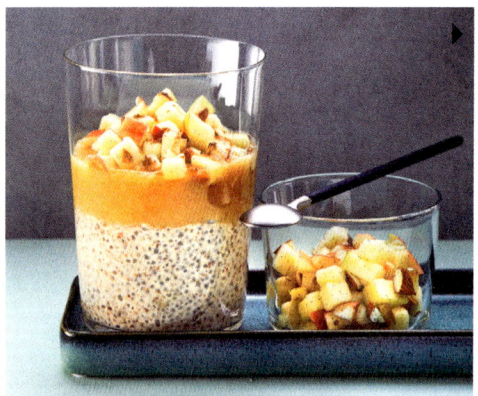

CHIA-SAMEN-PUDDING MIT APRIKOSENKERNEN

SÜSSER SUPERFOOD-GENUSS

4 EL Chia-Samen • 250 ml Milch aus süßen Aprikosenkernen (siehe Seite 89) • 1 Birne • 2 Äpfel • ½ Orange • 1 TL Agavendicksaft • ½ TL Zimtpulver • 2 EL Aprikosenkerne • ¼ Vanilleschote

Für 2 Personen • über Nacht Quellen • 15 Min. Zubereitung

Pro Portion ca. 560 kcal, 16 g E, 30 g F, 46 g KH

1. Chia-Samen in die Aprikosenkernmilch rühren und über Nacht im Kühlschrank quellen lassen.
2. Birne und einen Apfel waschen, vierteln, vom Kerngehäuse befreien und in grobe Stücke schneiden. Orange auspressen.
3. Birnen- und Apfelstücke mit zwei Dritteln des Orangensafts, dem Agavendicksaft und dem Zimtpulver im Mixer zu einem glatten Mus pürieren.
4. Den zweiten Apfel waschen, vierteln, vom Kerngehäuse befreien und in kleine Stücke schneiden.
5. Aprikosenkerne hacken. Vanilleschote längs halbieren und das Mark sorgfältig herauskratzen.
6. Apfelstücke und Aprikosenkerne gründlich mit dem Vanillemark mischen.
7. Gequollene Chia-Samen auf zwei Gläser verteilen, das Obstmus vorsichtig darauflöffeln und mit der Apfel-Aprikosenkern-Mischung abschließen.

BASISCHE FRÜCHTE-PLÄTZCHEN

FÜR BESONDERE ANLÄSSE

150 g gekeimte Dinkelflocken (Goldkeimlinge) • 50 g gekeimte Goldhirse (Goldkeimlinge) • 60 g Trockenpflaumen • 60 g getrocknete ungeschwefelte Aprikosen • 60 g getrocknete Feigen • 100 g gemahlene Mandeln • 50 g Mandelblättchen • 60 g Rosinen • 2 EL mildes Olivenöl

Für ca. 50 Stück • 1 Std. Quellen • 30 Min. Zubereitung
Pro Stück ca. 35 kcal, 1 g E, 1 g F, 5 g KH

1. Gekeimte Dinkelflocken und gekeimte Goldhirse in einer großen Schüssel mit 500 ml Wasser einweichen und mindestens 1 Std. quellen lassen. Das überschüssige Wasser abgießen.
2. Backofen auf 180° (Umluft 160°) vorheizen.
3. Pflaumen, Aprikosen und Feigen klein schneiden.
4. Das geschnittene Trockenobst mit den gemahlenen Mandeln, Mandelblättchen, Rosinen und dem Olivenöl unter das gequollene Getreide geben und zu einem Teig vermengen.
5. Mit einem Esslöffel kleine Teighäufchen auf ein mit Backpapier ausgelegtes Backblech setzen und mit dem Löffelrücken etwas flach drücken.
6. Die Plätzchen auf mittlerer Schiene 15 Min. im Ofen trocknen lassen oder bis der gewünschte Bräunungsgrad erreicht ist.

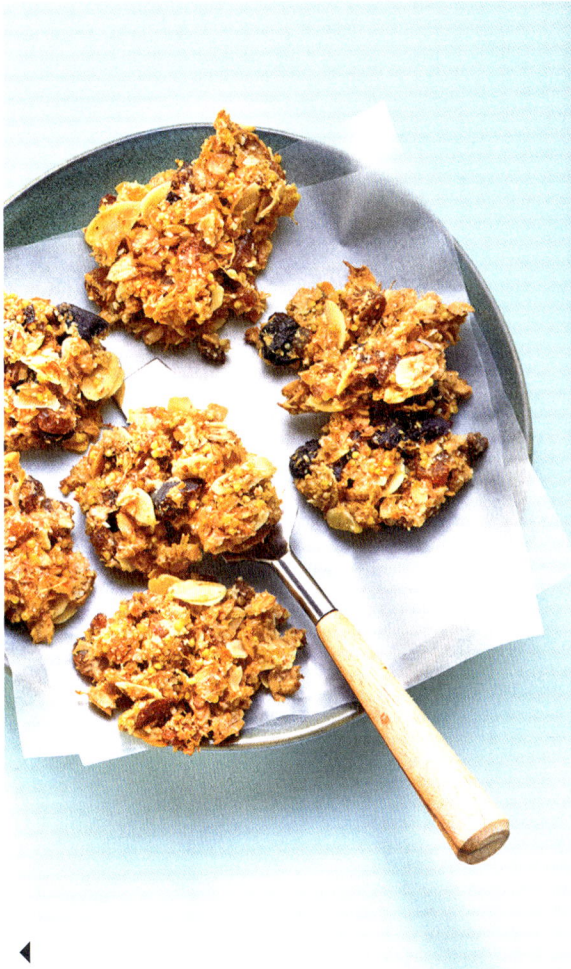

GESUNDE GOLDKEIMLINGE

Dieses Rezept stammt aus der Backstube unseres Basenfasten-Beraters Dietmar Rudoletzky. Hier wird bereits gekeimtes und getrocknetes Getreide verwendet. Das erleichtert die Arbeit und macht sogar das Naschen basisch!

BÜCHER, DIE WEITERHELFEN

Wacker, Sabine; Wacker, Dr. med. Andreas
Basenfasten! Die Wacker-Methode®
Trias, Stuttgart

Dieselben:
Basenfasten: Das Gesundheitserlebnis
Trias, Stuttgart

Wacker, Sabine:
Das einfachste Basenfasten-Buch aller Zeiten
Trias, Stuttgart

Bräutigam, Gabriele
Wilde grüne Smoothies
Hans-Nietsch-Verlag, Emmendingen

Fisseler, Eckhard K.
Arthrose: Der Weg zur Selbstheilung
Hans-Nietsch-Verlag, Emmendingen

Weitere Bücher von Sabine Wacker

Basenfasten für Eilige: Das 7-Tage-Erfolgsprogramm
Trias, Stuttgart

Basenfasten – Das große Kochbuch
Trias, Stuttgart

Basisch essen
Trias, Stuttgart

Basenfasten all'italiano
Trias, Stuttgart

Basenfasten auf asiatisch
Trias, Stuttgart

Basenfasten – Richtig einkaufen
Trias, Stuttgart

Basenfasten und Schüßler-Salze
Trias, Stuttgart

Natürlich entgiften mit Schüßler-Salzen, Basenfasten & Co.
Trias, Stuttgart

GRÄFE UND UNZER VERLAG

Wacker, Sabine; Wacker, Dr. med. Andreas
300 Fragen zur Säure-Basen-Balance

Wacker, Sabine
Basenfasten: Sanft entlasten und dauerhaft abnehmen

Wacker, Sabine:
Basenfasten mit Keimlingen

Dahlke, Rüdiger
Vegan für Einsteiger

Guth, Christian; Hickisch, Burkhard
Grüne Smoothies

Just, Nicole
La Veganista

Heepen, Günther H.
Schüßler-Salze: Das Basisbuch

Lützner, Dr. med. Hellmut
Wie neugeboren durch Fasten

ADRESSEN, DIE WEITERHELFEN

basenfasten – die wacker-methode®
Helmerstr. 17
D-68219 Mannheim
www.basenfasten.de
Infos rund ums Basenfasten – mit Blog, Shop und Links zu Basenfasten-Hotels

Berufsverband Fasten und Ernährung e. V.
Karl-Weller-Str. 2
D-70565 Stuttgart
www.bv-fasten-ernaehrung.de
Weiterführende Links mit Wissenswertem über Essen und Fasten

Österreichische Gesellschaft für Ernährung
Spargelfeldstr. 191
A-1220 Wien
www.oege.at
Wegweiser zu richtigem Ernährungsverhalten

Schweizerische Gesellschaft für Ernährung
Schwarztorstr. 87
CH-3001 Bern
www.sge-ssn.ch
Infos zum gesunden Leben

Deutsche Rheuma-Liga Bundesverband e. V.
Maximilianstr. 14
D-53111 Bonn
www.rheuma-liga.de
Infos und Hilfe bei allen rheumatischen Erkrankungen

Internet-Links
www.basenfasten.de/hotels
In Urlaubsregionen in Deutschland, Österreich und Südtirol können sich Gäste mit basischer Küche und entschlackenden Massagen verwöhnen lassen. Die meisten Hotels sind in natürlicher Landschaft gelegen, die zum Wandern, Golfspielen, Klettern, Radfahren, Skifahren oder Nordic Walking einlädt.

www.bcht.de/
Verzeichnis von Therapeuten für Colon-Hydro-Therapie

Bezugsadressen
www.basenfasten.de/shop
Hier finden Sie alles, was den Alltag basischer macht. Dies ist der einzige Shop, in dem Sie »säurefrei« einkaufen können – alle Lebensmittel im Sortiment sind zu hundert Prozent Basenbildner.

www.e-biomarkt.de
Unter der Rubrik »Basenfasten« gibt es ein Basenfasten-Starterpaket und viele basische Lebensmittel

www.eschenfelder.de
Gläser und Zubehör für die Sprossenzucht

www.lebensbaum.de
Vielfältiges Angebot an Tees, Gewürzen und Kräutern aus ökologischem Anbau

www.owisan.de
Informationen über Goldkeimlinge, die in Demeter-Qualität im Bioladen erhältlich sind

www.reprop.de
Irrigatoren und Zubehör für den Einlauf sowie ausführliche Informationen zum Thema

www.wmf.de
Vitalis Dampfgarer für schonendes Garen

SACHREGISTER

A
Abendessen 53, 79, 102 ff.
Ackerschachtelhalm 71
AGEs (Advanced Glcycation Endproducts) 16
Alkohol 21, 37, 60, 78, 79
Allergien 14 f., 26, 49, 55, 66, 75
Alpha-Linolensäure (ALA) 31 f.
Arachidonsäure 16, 28, 32, 37
Arthrose 10, 17 ff., 23, 33, 59, 62, 64, 70, 72, 74
Autoimmunerkrankungen 10, 11, 26

B
Basenbildner 37, 39, 77
Basenfasten-Basics 46 ff.
Basenwickel 72
Basische Lebensmittel 39 ff., 76
Bewegung 17 f., 20, 48, 53
Bewegungsmangel 18
Bindegewebe 9, 16, 19, 23, 59, 60, 62 f., 68, 71, 74
Blähungen 12, 26, 47, 49, 51, 52, 78, 80
Brennnessel 43, 55, 57, 59, 70

C
Calcium fluoratum 61, 63, 64
Calcium phosphoricum 61
Calcium sulfuricum 61, 63, 64
Carotinoide 28
Chondroitin(sulfat) 74, 75

D
Darmflora 12, 14, 30, 47, 56
Darmreinigung 46 f., 53
Degenerative Gelenkerkrankungen 10, 17, 72

Deutsche Gesellschaft für Ernährung (DGE) 32, 79
Diabetes 12, 18, 21, 78
Docosahexaensäure (DHA) 31
Durchfall 12, 18, 26, 78

E
Eicosapentaensäure (EPA) 31
Einlauf 46 f., 53
Eisen 13, 27, 55, 59, 65, 70, 71
Eiweiß 9, 12, 14, 19, 23 ff., 32, 37, 57, 59, 75, 79, 80
Eiweißspeicherkrankheit 23
Entgiftung 30, 46, 48, 59, 60, 61, 69, 70
Entzündliche Gelenkerkrankungen 10, 19
Entzündungsfördernde Nahrungsmittel 16
Entzündungshemmende Nahrungsmittel 17
Entzündungsprozesse 11, 12, 16, 27, 60
Enzyme 13, 20, 23, 25, 30, 37, 52, 60, 80, 100
Erholung 48, 53
Essmenge 50

F
Ferrum phosphoricum 61, 63
Fibromyalgie 10
Fisch 17, 24, 31, 37, 55 f., 60, 75, 77, 79
Fleisch 16, 21, 24, 32, 37, 46, 56, 59, 60, 77, 79
Freie Radikale 13, 56, 60
Frühstück 53, 79
Fruktose 21, 30, 78

G
Gelenkerkrankungen 10, 13, 17, 23, 33, 62, 66, 69, 71
Gelenkflüssigkeit 9, 18

Gelenkinnenhaut 11
Gelenkkapsel 9
Gelenkknorpel 9, 16, 18
Gelenkumgebung 9, 23
Gemüse 17, 27, 28, 38, 41 f., 49 ff., 77, 79, 81
Gemüsedämpfer 50
Gesättigte Fettsäuren 22, 31
Getreide 15, 24 ff., 29, 37, 58, 60, 77, 80
Gewürze 27, 43, 65 ff.
Gicht 20 f., 23, 37, 55, 70
Glaubersalz 47, 53, 57
Glucosamin 74
Glucosinolate 28
Gluten 15, 25 ff., 80
Glutensensitivität 15, 26
Goldrute 71
Grundregulation 9
Grünlippmuschel 75
Gute Säurebildner 25, 77

H
Harnsäure 20 f., 70
Heilerdewickel 72
Herz-Kreislauf-Erkrankungen 18, 31, 69
Hyaluronsäure 74 f.
Hyperurikämie 20

I/J
Ingwer 43, 53, 65
Johanniskraut 71

K
Kalium 18, 57, 65, 71, 81
Kalium chloratum 61
Kalium phosphoricum 61, 63
Kalium sulfuricum 61, 64
Kalzium 18, 19, 27, 55, 57, 58, 62, 69
Keimlinge 25, 38, 46, 51, 79, 100 f.
Kieselsäure 71, 75

Knochen 9, 12, 14, 18, 55 ff., 61, 62, 71, 75, 81
Knorpelaufbauende Stoffe 74 f.
Kohlwickel 73
Kollagen 9, 55, 75
Kräuter 27, 38, 43 f., 46, 51, 55, 59, 79
Kräutertee 21, 38, 46, 53, 70
Kurkuma 66 f.

L

Leaky-Gut-Syndrom 14 f., 18
Löwenzahn 43, 55, 71

M

Magensäureblocker 19
Magnesium 18, 19, 27, 58, 65
Magnesium phosphoricum 61, 63, 64
Mangan 13, 60
Massage 48
Matrix 9
Medikamente 15, 18, 19, 56, 71, 81
Mikrobiom 12, 14 f.
Mineralstoffe 14, 18, 27, 37, 57 ff., 62 ff., 69
Mittagessen 53, 79, 90 ff.
Monoterpene 28
Morbus Bechterew 10
MSM (Methylsulfonylmethan) 59, 75

N

Natrium 27, 57 f., 65
Natrium chloratum 61, 62, 64
Natrium phosphoricum 61, 63
Natrium sulphuricum 61, 64
Nichtsteroidale Antirheumatika (NSAR) 19
Nüsse 17, 24, 37, 45, 53, 77

O

Obst 17, 27, 28, 30, 38, 39 ff., 49 ff., 53, 55, 68, 80
Omega-3-Fettsäuren 16, 17, 31 f., 75
Omega-6-Fettsäuren 16, 32

P

Pflanzliche Öle 17, 31 f., 38, 44 f., 56
Pflanzliches Eiweiß 24 f., 37
Phosphor 57, 58, 65
Phytoöstrogene 29
Pilze 28, 38, 44, 56, 60
Pischinger, Alfred 9, 23
Polyphenole 28
Proteoglykane 9
Protonenpumpenhemmer 19
Pseudogetreide 24, 37, 77, 80
Purine 20 f.

R

Rauchen 13, 15, 78
Reaktive Arthritis 10
Rheuma 10, 19, 23, 27, 32, 37, 60, 62, 65, 70
Rheumatoide Arthritis 11 ff., 33, 66
Rohkost 49, 53, 79, 80

S

Salate 43 f., 49, 53, 79
Samen 17, 24, 31, 38, 45
Säure-Basen-Haushalt 16, 33, 38, 51, 57, 77, 81
Säurebildner 37, 46, 77
Schlaf 48, 53, 77
Schleimbeutel 9
Schmerzen 10 ff., 16 ff., 19, 23, 33, 48, 62 ff., 65, 71, 72 f., 75
Schüßler-Kuren 62 ff.
Schüßler-Salze 61 ff.

Schwarzkümmel 66
Schwefel 28, 59, 69, 75
Sekundäre Pflanzenstoffe 13, 27 ff., 37, 52, 66, 71, 80
Selen 13, 57, 60
Silizium 72, 75
Sulfide 29

T

Thermalbad 69
Tierisches Eiweiß 12, 24, 59
Trinken 21, 46, 53, 68 f.

U

Übergewicht 12, 20, 22, 78
Ungesättigte Fettsäuren 16, 31 f., 66

V

Vitamine 14, 37, 39, 55 f.
Vitamin C 13, 16, 29, 32, 55, 59, 65
Vitamin D 18, 55, 57, 58
Vitamin E 13, 16, 56
Vitamin K 56

W

Wacker-Regeln 49 ff.
Wasser 21, 38, 46, 68 f.
Weichteilrheumatismus 10
Weidenrinde 71
Weihrauch 75
Weizenallergie 26
Weltgesundheitsorganisation (WHO) 10
Wendt, Lothar 23
Wickel 72 f.

Z

Zink 13, 27, 60
Zöliakie 26, 80

REZEPTREGISTER

A
Avocadocreme mit Johannisbeeren 89
Avocadotatar mit Aprikosen 91
Avocadotatar mit Belugalinsen 91
Avocado-Paranuss-Creme 119

B/C
Basenmüsli »Beeren« 85
Basenmüsli mit Aprikosen 86
Basenmüsli mit gekeimter Hirse 85
Basische Früchteplätzchen 121
Basisches Müsli: Grundrezept 85
Belugalinseneintopf 103
Berglinsenpesto 119
Blühender Sommerportulaksalat 95
Bratlinge aus gekeimter Quinoa 112
Brokkolisalat mit Belugalinsen 96
Brokkoli-Sesam-Cremesuppe 104
Bunte Möhrensuppe 104
Buschbohnensalat 99
Chia-Samen-Pudding mit Aprikosenkernen 120

F
Fenchel-Kurkuma-Suppe 103
Fenchel-Linsen-Salat 96
Fenchel-Tomaten-Gemüse mit Portulak 111
Frühkartoffelbrei mit Lauch 116

G
Gazpacho aus Sommerportulak 92
Gemüse-Linsen-Bratlinge 107
Gemüsetatar mit fruchtiger Marinade 116
Goldene Milch 67
Grünkohlsuppe 106

J/K
Johannisbeer-Mandel-Smoothie 88
Kartoffel-Kräuter-Suppe 105
Kartoffelsalat mit Wildkräutersauce 98
Kernige Hokkaido-Kürbis-Suppe 106
Kichererbsen-Falafel 109
Kichererbsen-Frikadellen 108
Kichererbsen-Hummus 120
Knusprige Wacker-Pizza 110
Kurkumagemüse 113
Kürbiscurry 114

M/O
Milch aus süßen Aprikosenkernen 89
Omega-3-Smoothie 92
Ofenkartoffeln 114

P
Pastinakenpüree mit gekeimten Berglinsen 113
Posteleinsalat mit Walnüssen 98

R
Rettichsalat 99
Rote-Bete-Kürbis-Salat 97
Rucolasalat mit Granatapfeldressing 94
Rucolasalat mit Mandeldressing 93

S
Stachelbeer-Birnen-Smoothie 88
Süßkartoffelbrei mit Steinpilzsteaks 115

W
Wacker-Müsli mit Orangensaft 86
Wacker-Porridge »Mandel« 87
Wacker-Porridge mit Heidelbeeren 87
Wildkräutersalat mit Himbeerdressing 94
Würziges Wacker-Porridge 87

Z
Zucchinilasagne 117
Zucchinispaghetti mit Tomate 108

Wichtiger Hinweis
Die Gedanken, Methoden und Anregungen in diesem Buch stellen die Meinung bzw. Erfahrung der Autorinnen dar. Sie wurden von ihnen nach bestem Wissen erstellt und mit größtmöglicher Sorgfalt geprüft. Sie bieten jedoch keinen Ersatz für persönlichen kompetenten medizinischen Rat. Jede Leserin, jeder Leser ist für das eigene Tun und Lassen auch weiterhin verantwortlich. Weder Autorinnen noch Verlag können für eventuelle Nachteile oder Schäden, die aus den in diesem Buch gegebenen praktischen Hinweisen resultieren, eine Haftung übernehmen.

SERVICE

IMPRESSUM

© 2023 GRÄFE UND UNZER VERLAG GmbH, Postfach 860366, 81630 München

GU ist eine eingetragene Marke der GRÄFE UND UNZER VERLAG GmbH, www.gu.de

ISBN 978-3-8338-6832-0
7. Auflage 2025

Alle Rechte vorbehalten. Nachdruck, auch auszugsweise, sowie Verbreitung nur mit schriftlicher Genehmigung des Verlages. Ohne die ausschließlichen Rechte des Autors und des Verlags einzuschränken, ist die Nutzung dieser Publikation zum Training generativer KI-Technologien ohne ausdrückliche Genehmigung untersagt. HarperCollins behält sich zudem gemäß Artikel 4 Absatz 3 der Richtlinie 2019/790 über den digitalen Binnenmarkt das Recht vor, diese Publikation von der Text- und Data-Mining-Ausnahme auszuschließen.

Projektleitung: Silvia Herzog, Petra Bradatsch
Lektorat: Andrea Panster
Bildredaktion: Henrike Schechter
Fotografie: Katrin Winner, www.katrinwinner.de
Foodstyling: Gerlinde Hans
Umschlaggestaltung und Layout: independent Medien-Design, Horst Moser, München
Herstellung: Petra Roth
Satz: Reemers Publishing Services GmbH, Krefeld
Reproduktion: Medienprinzen GmbH, München

Druck und Bindung:
Firmengruppe Appl, aprinta druck, Wemding

Umwelthinweis:
Nachhaltigkeit ist uns sehr wichtig. Der Rohstoff Papier ist in der Buchproduktion hierfür von entscheidender Bedeutung. Daher ist dieses Buch auf PEFC-zertifiziertem Papier gedruckt. PEFC garantiert, dass ökologische, soziale und ökonomische Aspekte in der Verarbeitungskette unabhängig überwacht werden und lückenlos nachvollziehbar sind. Die GU-Homepage finden Sie unter www.gu.de

Bildnachweis:
ddp images: S. 10, 20; docstock: S. 68; Fotolia: S. 78, Innenklappe hinten (Bohnen, Walnüsse); F1 online: S. 15 (Wärmflasche an Bauch gedrückt); Getty Images: S. 36, 70, 71; GU Archiv: 29 Mitte, 51, 63; iStockphoto: S. 2, 8, 15, 26, 28 Mitte, 28 rechts, 29 rechts, 56, 65, Außenklappe hinten, Innenklappe hinten (Gartenkresse, Kichererbsenkeimlinge, Hirse, Erdmandeln, Chia-Samen, Kurkuma, Leinöl und Leinsamen); Jochen Arndt: Cover; Jump: S. 48, 73; plainpicture: U4 rechts; Privat: S. 4 links und rechts; shutterstock: S. 28 links, 29 links, Innenklappe hinten (Aprikosen); Stockfood: S. 22; stocksy: S. 6, 34, 54, 76

Syndication:
www.imageprofessionals.com

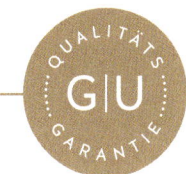

LIEBE LESERINNEN UND LESER,

wir wollen Ihnen mit diesem Buch Informationen und Anregungen geben, um Ihnen das Leben zu erleichtern oder Sie zu inspirieren, Neues auszuprobieren. Wir achten bei der Erstellung unserer Bücher auf Aktualität und stellen höchste Ansprüche an Inhalt und Gestaltung. Alle Anleitungen und Rezepte werden von unseren Autoren, jeweils Experten auf ihren Gebieten, gewissenhaft erstellt und von unseren Redakteur*innen mit größter Sorgfalt ausgewählt und geprüft.

Haben wir Ihre Erwartungen erfüllt? Sind Sie mit diesem Buch und seinen Inhalten zufrieden? Wir freuen uns auf Ihre Rückmeldung. Und wir freuen uns, wenn Sie diesen Titel weiterempfehlen, in Ihrem Freundeskreis oder bei Ihrem Online-Kauf.

Sollten wir Ihre Erwartungen so gar nicht erfüllt haben, tauschen wir Ihnen Ihr Buch jederzeit gegen ein gleichwertiges zum gleichen oder ähnlichen Thema um.

KONTAKT ZUM LESERSERVICE

GRÄFE UND UNZER VERLAG
Grillparzerstraße 8
81675 München
www.gu.de

basenfasten
die wacker-methode®

Im Hotel oder zuhause.

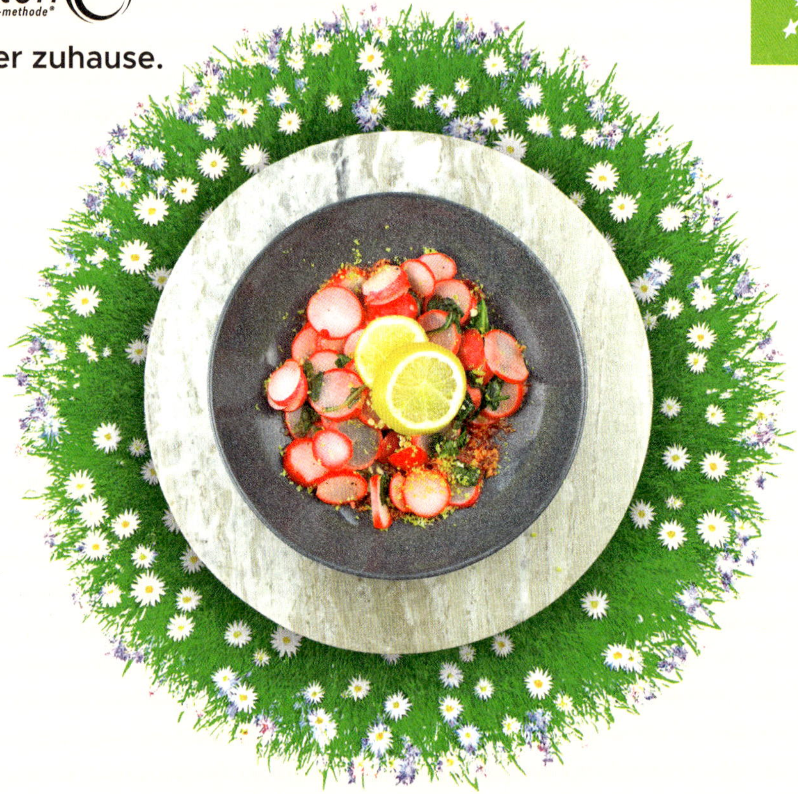

7 TAGE **BASENFASTEN**
auch glutenfrei erhältlich!

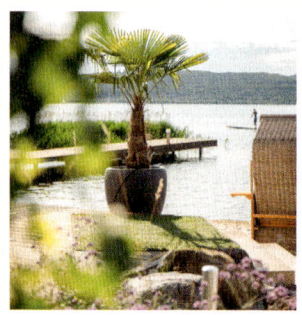 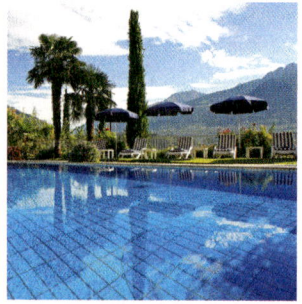 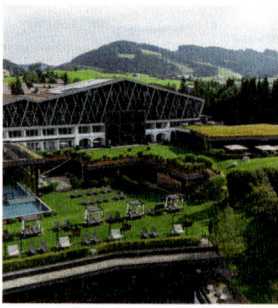

bleibwacker.com « » basenfasten.de/hote